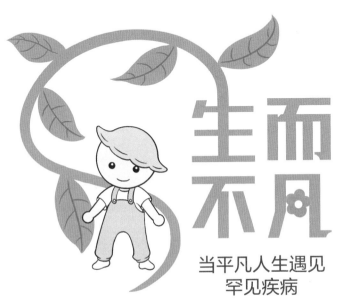

生而不凡

当平凡人生遇见
罕见疾病

豌豆Sir 病痛挑战基金会 著

U0227870

清华大学出版社

北京

图书在版编目 (CIP) 数据

生而不凡：当平凡人生遇见罕见疾病 / 豌豆Sir，
病痛挑战基金会著. -- 北京：清华大学出版社，2025. 1.
ISBN 978-7-302-68083-3

Ⅰ. R442.9-49

中国国家版本馆CIP数据核字第2025408WC9号

责任编辑：胡洪涛　王　华
封面设计：于　芳
责任校对：赵丽敏
责任印制：杨　艳

出版发行：清华大学出版社
　　　　　网　　址：https://www.tup.com.cn，https://www.wqxuetang.com
　　　　　地　　址：北京清华大学学研大厦 A 座　　　　邮　　编：100084
　　　　　社 总 机：010-83470000　　　　　　　　　邮　　购：010-62786544
　　　　　投稿与读者服务：010-62776969，c-service@tup.tsinghua.edu.cn
　　　　　质量反馈：010-62772015，zhiliang@tup.tsinghua.edu.cn
印 装 者：小森印刷（北京）有限公司
经　　销：全国新华书店
开　　本：145mm×210mm　　印　张：4.75　　字　数：115 千字
版　　次：2025 年 3 月第 1 版　　　　　　　印　次：2025 年 3 月第 1 次印刷
定　　价：65.00 元

产品编号：089896-01

一颗豌豆，撬动罕见病的认知之门

12 年前，我成为江湖上传说的第三种人类——"女博士"，在德国海德堡大学获得了生物学博士学位，专攻遗传学与基因工程领域。彼时，我对"罕见病"的认知，与大多数人一样，仅仅停留在"罕见"二字上。直到我回国，加入了一家世界知名的新药开发公司，负责罕见病的基因治疗开发项目，才第一次真切地感受到罕见病患者的困境。

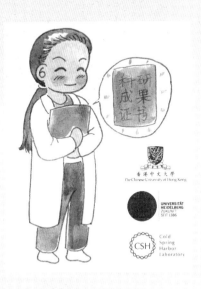

全球罕见病患者高达 2.63 亿~4.46 亿人，这意味着，我们身边每 18 到 30 个人中，就有一人正被某一种罕见病折磨着。他们如同散落在茫茫大海中的孤岛，面临着病无所医、药无所保的绝望。更令人心痛的是，这些患者中有一半是儿童，其中更有 30% 的孩子无法活过 5 岁生日。

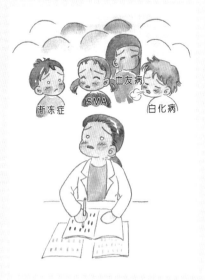

我意识到，仅仅依靠药物研发远远不够，认知不足才是横亘在罕见病群体面前的巨大鸿沟。

于是，我决定放弃药物研发的工作，创立科普公益平台"豌豆Sir"，旨在提高全社会对罕见病的认知，推动罕见病的防治。

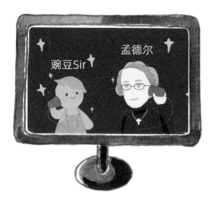

为什么叫"豌豆Sir"呢？这个名字源于遗传学的开端——孟德尔通过种豌豆发现了遗传学的第一、第二定律，由此开启了现代遗传学的大门。我也希望，"豌豆Sir"能开启公众对罕见病的"认知之门"，让更多人了解、关注、帮助这个群体，并最终让罕见病更罕见。

"豌豆Sir"以独特的漫画形式，将晦涩难懂的遗传学知识转化为轻松易懂的科普内容，我们的努力获得了第六届中国公益节的肯定，"豌豆Sir"被评为2016年度公益项目。

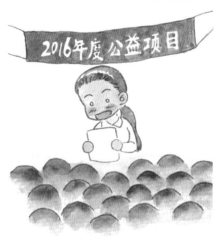

在2017年1月的颁奖活动中，我结识了瓷娃娃关爱中心的小伙伴们，也认识了奕鸥——一名"瓷娃娃"（成骨不全患者），她

先后创立了瓷娃娃中心和病痛挑战基金会，促成"冰桶挑战"落地中国；帮助了无数病友，并一直致力于推动罕见病的公益事业。

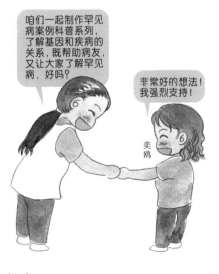

我们一见如故，萌生了一同制作罕见病案例科普系列的想法。一方面，了解罕见病有助于理解基因与疾病的关系，罕见病是最佳的科普案例；另一方面，罕见病群体需要走进公众的视野，获得社会的接纳与帮助。

在 2017 年 2 月 28 日的国际罕见病日，"豌豆 Sir"推出了对奕鸥的专访与成骨不全的科普文章。在专访推送的当天，我在后台收到一条特殊的信息：一位读者询问是否可以将"豌豆 Sir"的"瓷娃娃"相关科普内容画成漫画。

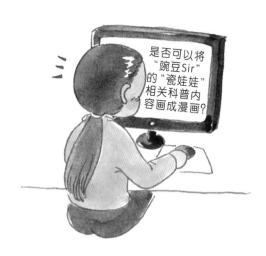

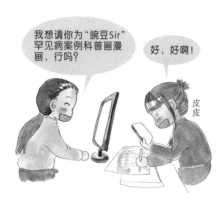

发来信息的读者名叫皮皮，患有先天性耳疾，而她的先生和女儿都是瓷娃娃。同时，皮皮也是一名才华横溢的插画师——用一个个漫画故事记录着这个特殊家庭的幸福点滴，她的故事深深触动了我的心。于是，我盛邀皮皮作为罕见病案例科普系列的特约插画师。

2017 年 3 月 24 日，"豌豆 Sir"与病痛挑战基金会联合推出了科普系列的第一期《生而不凡：我们的爱　永不冰冻》，讲述了雨珠姐与身患渐冻症的继军哥之间感人至深的爱情故事。至今"罕见病·生而不凡"暖心科普系列已推出 86 期，每期都会服务一个罕见病患者社群，并与一位临床专家合作，图解一种罕见病，用一组暖心漫画讲述与这种罕见病相关的非凡的人生故事。

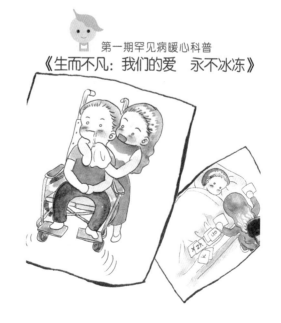

第一期罕见病暖心科普
《生而不凡：我们的爱　永不冰冻》

近 9 年来，"豌豆 Sir"与 80 余位罕见病领域的临床专家合作，为近百个罕见病患者组织服务，累计阅读量超千万人次，并通过腾讯公益的帮助，为罕见病领域的 10 个公益组织筹款累计超过百万元；同时也收获了来自科普与罕见病领域的肯定——获评 2020 年度"果壳科普"杰出贡献奖，2022 年度"金蜗牛奖"罕见病行业贡献奖。

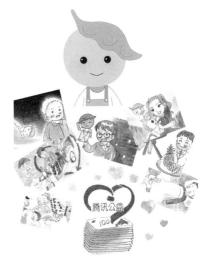

一路走来，我深刻地认识到，罕见病的许多悲剧，源于各方的信息不对称。科研工作者、医生、患者之间如同一个个孤岛，彼此孤立无援。而"豌豆 Sir"就像一座桥梁，连接着这些孤岛，让信息流动起来，让更多人看到罕见病患者的需求，让更多资源汇聚到他们身边。我们相信，通过提高公众对罕见病的认知，加强预防，可以有效减少罕见病的发生，让罕见病真正变得罕见。

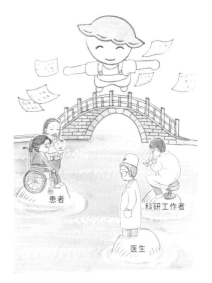

90% 以上的罕见病患者并没有家族史，每一个看似健康的你我，都可能携带导致罕见病的遗传变异。在毫无准备的情况下，每一次生育都像是一次命运的豪赌，决定着我们与罕见病之间的距离。因此，罕见病群体不是一群特定的"他们"，而是随机抽样的"我们"。罕见病不是少部分特定人群的苦难，而是全人类共同面对的严峻挑战。

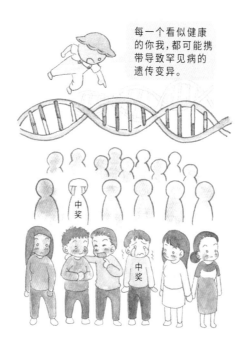

每一个看似健康的你我，都可能携带导致罕见病的遗传变异。

希望这本汇集了我们多年来对罕见病的科普和思考的漫画书，能够通过一个个生动的故事，让大家看到罕见病群体的坚强与乐观，唤起更多人对他们的关爱与支持。

作为一个小而坚韧的团队，尽管产能有限，但我们从未停止探索和创新，始终坚持专业性和可视化的高标准，确保每篇科普文章都能准确、清晰地传达知识。我们会继续努力，推动罕见病领域向前发展，帮助更多人看见这些生而不凡的生命。

让我们一起，为每一个罕见病患者发声，让他们的生命被看见、被温暖、被帮助、被支持。

让罕见被看见，让罕见更罕见！

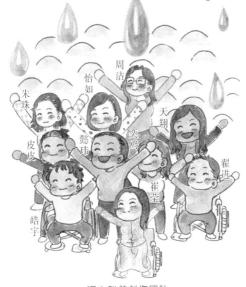

罕见病的种类超过7000种
中国患者超过5000万

周洁
怡如
朱珠
天翔
皮皮
懿玮
奕鸥
翟进
崔莹
皓宇

暖心科普创作团队

"罕见病·生而不凡"暖心科普系列团队

陈懿玮　　*出品人 / 科普撰稿*

- 遗传学与罕见病科普公益平台"豌豆 Sir" 创始人
- 首批上海市自然科学研究系列科技传播专业 研究员（高级职称）

香港中文大学生物化学学士，德国海德堡大学分子与细胞生物学硕士、生物学博士，拥有 20 多年遗传学与基因治疗研究经验。2016 年创立"豌豆 Sir"，与数十位罕见病领域的临床专家合作，为中国近百个罕见病患者组织服务，该平台已成为中国罕见病领域最具影响力的科学传播与教育平台之一；2018 年出版科普畅销读物

《漫画遗传学》，获评 2020 年度"果壳科普"杰出贡献奖、2022 年度"金蜗牛奖"罕见病行业贡献奖。

王奕鸥　联合出品人

- 罕见病人士
- 瓷娃娃罕见病关爱中心　创始人
- 北京病痛挑战公益基金会[①]　创始人

北京罕见病诊疗与保障学会副会长，山东省济南市政协委员，长江商学院 EMBA。十余年来一直致力于推动罕见病问题解决和罕见病社会认知的进步。2008 年，创立北京瓷娃娃罕见病关爱中心，提高"罕见病""国际罕见病日"在中国的公众认知；募集上亿元资金，帮助罕见病群体 5 万余人；2014 年带领瓷娃娃团队与新浪微博共同将"冰桶挑战"成功策划并落地中国。2016 年，与南都公益基金会共同发起成立了北京病痛挑战公益基金会，在罕见病领域搭建平台，通过跨界、创新、联合的方式探索解决复杂罕见病问题的途径。

史天翔　传播策划

- 健康医疗领域　资深传媒人
- 文化传媒公司　创始人

香港中文大学文学硕士，曾任高校讲师，入选上海市晨光学者计划，拥有 10 余年新媒体整合营销传播的行业经验。自 2016 年起，负责"豌豆 Sir"的内容策划传播与对外合作。目前兼任多家公司的品牌与市场顾问，以及多所高校的校外合作导师。

[①] 简称"病痛挑战基金会"。

许利萍　患者故事·插画师

- 听障人士
- 罕见病患者的妻子和妈妈

自 2017 年起，成为"豌豆 Sir"的特邀插画师，负责"罕见病·生而不凡"暖心科普系列的患者故事漫画绘制。同时，运营个人自媒体"晶皮豆芽"，通过原创漫画和视频，讲述残疾人自强自立的平凡生活。

张皓宇　患者故事·叙事编辑

- 罕见病人士、轮椅使用者
- 罕见病领域　资深撰稿人

山东大学中文系学士、硕士，曾任北京病痛挑战公益基金会传播主管、"医学界"罕见病频道执行主编等职。长期参与策划传播罕见病领域大型公益活动，如"冰桶挑战"落地中国、多届瓷娃娃全国病友大会、2016—2022 国际罕见病日系列传播活动、"生而不凡人物志"纪实短片等项目；在医疗领域发表数十篇影响力广泛的学术报道、人文采访等。2017—2022 年，负责"罕见病·生而不凡"暖心科普系列的患者采访、脚本撰写。

崔　莹　公众筹款/患者故事·叙事编辑

- 罕见病人士、轮椅使用者
- 北京病痛挑战公益基金会　合作发展主管
- 8772 乐队成员

自 2015 年起，从事罕见病公益工作，负责公众传播、筹款，参与并负责一系列大型公众倡导活动的策划、执行，包括国际罕见病日"呐罕"联合倡导活动、"罕见的拥抱"共创舞台剧、"分享你的生命色彩"联合倡导、"Rare Live 罕见病全球益演"、"第八届瓷娃娃上海狂欢派对之夜"、机构年度答谢会等。期待通过多元有趣、真实动人的内容和形式，让公众与罕见病群体产生联结，打破隔阂与误解，增进了解与支持。自 2017 年起，负责"罕见病·生而不凡"暖心科普系列的公众筹款，并在 2018 年期间参与脚本撰写。

周　洁　患者故事·叙事编辑

• 北京病痛挑战公益基金会　传播主管

长期从事性别、残障和医疗健康领域议题传播工作。2022 年进入罕见病领域，负责病痛挑战基金会的日常运营和公众传播活动，参与策划包括国际罕见病日和罕见病合作交流会等在内的传播活动，探索用多种方式书写罕见病议题故事，挖掘生而不凡的力量。2022—2024 年，负责"罕见病·生而不凡"暖心科普系列的患者采访、脚本撰写。

朱　珠　患者故事·叙事编辑

• 罕见病人士
• 专栏作者
• 罕见病女性乐团"希有女孩"　主唱
• 脱髓鞘患者组织"希有引力罕见病关爱服务中心"　秘书长

来自青藏高原，爱写作、爱摇滚乐，生病之后决定不浪费生命，抓紧时间好好活。自 2024 年起，负责"罕见病·生而不凡"暖心科普系列的患者采访、脚本撰写。同时，在"豌豆 Sir"开设"罕见病·追光之旅"罕友人物专栏，在"果壳健康"开设罕见病栏目《猪王猪本猪》，全网累计阅读量超百万人次。

翟 进　科普图解·插画师

- 罕见病人士、轮椅使用者
- 翟进动漫设计工作室　创始人
- 公益融合艺术　参与者

因病，4 岁学画。自 2014 年起，通过插画、漫画、设计作品为多家公益、商业、自媒体平台供稿。自 2017 年起，负责"罕见病·生而不凡"暖心科普系列的科普图解插画绘制。2019 年，创立翟进动漫设计工作室，以及个人动漫内容品牌"阿进似颜绘"。其人其事曾被中央电视台、《南方周末》、《中国青年》、《南方都市报》等多家媒体报道。

陈怡如　科普撰稿

- 美国遗传咨询学会（ABGC）认证　遗传咨询师

美国布兰迪斯大学遗传咨询硕士，美国密歇根理工大学遗传与分子生物学博士，曾在伊利诺伊大学香槟分校从事乳腺癌相关的博士后研究，任职于麻省总医院癌症中心。现专注于遗传性癌症和携带者筛查的远程遗传咨询工作。同时，积极参与推动中国遗传咨询实践的发展，参与罕见病领域的科普传播，希望通过科学手段，为更多家庭提供专业资源、搭建沟通桥梁。2022—2024 年，参与"罕见病·生而不凡"暖心科普系列的疾病图解撰稿。

目　　录

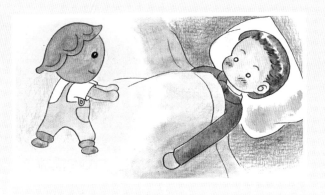

生而不凡：
我们的爱　永不冰冻

引言

2017 年年初，"豌豆 Sir"与病痛挑战基金会
在罕见病领域不期而遇，
双方决定用漫画做一次尝试，
展现罕见生命的不凡人生，
解释疾病背后的基因奥秘。

而雨珠姐与继军哥相爱、相伴的经历，
让这个计划有了最温暖的起点，
更有了不懈坚持下去的榜样。
如今，我们越来越接近"100 期"的心愿，
而这对曾打动无数读者的"战冻"伉俪，
也在为更多病友谱写爱与勇气的新篇章……

我与继军 16 岁相识，
他教我打乒乓球，
把当时稀有的自行车借我骑，
假期有事没事就去我家蹲着，
我们一同考入北京经济学院，
恣意挥洒的青春时光，
有了许多甜蜜温馨的回忆。

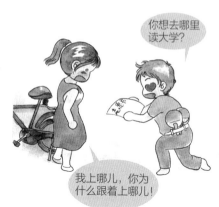

毕业不久，我们"众望所归"步入了婚姻殿堂，
日子过得像轻喜剧——欢快、热闹、美好，
继军简直无可挑剔，
事业出类拔萃，家务一肩承担，
连业余爱好羽毛球都打遍周围无敌手。
但平静的生活也难免坎坷，
我因连续流产，医生说可能无法再生育，
面对晴天霹雳，继军的安慰让我深深感动。

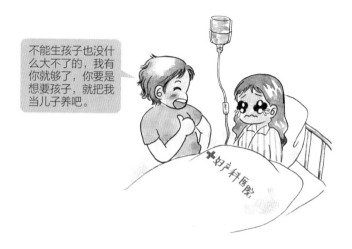

不曾料到，继军的玩笑竟一语成谶——
有一天，他真的会变成"孩子"，
需要我全方位照料。
我清楚地记得那一天，
2006年11月25日早晨，一如往常，
继军准备洗漱时，
发现左手竟然拿不起漱口杯……

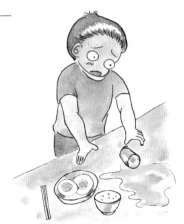

继军的肌肉无力感与日俱增，
我们跑遍各大医院，
他一次次地做磁共振、肌电图、CT[①]等检查，
最终确诊肌萎缩侧索硬化症（ALS），
一种运动神经元病，即"渐冻症"。
继军了解自己残酷的未来——
逐渐不能行走、不能吞咽、不能说话，
甚至不能自主呼吸，
最可怕的是，没有治愈手段。

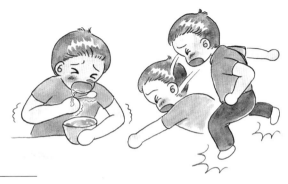

—————————
① CT：计算机断层扫描。

继军要我放弃救治他，
去寻找自己的人生幸福。
我不敢想象前方等着我的是什么，
但我知道，什么才是我的幸福。
我毫不犹豫地告诉他：
"我会竭尽所有、不惜一切地救治你，
如果治不好，只要你活着一天，
就给你一天最好的陪伴和爱！"

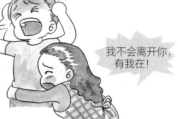

2009 年，继军接受了胃造瘘手术。
术后不能咳嗽、排痰，呼吸时特别难受。
我买来排痰器，认真学习各种护理知识。
他的脖子逐渐无力，如果不用手抬着，
头就会像个袋子一样挂在胸前。
他想自杀不再拖累我，
却连咬舌的力气也没有。

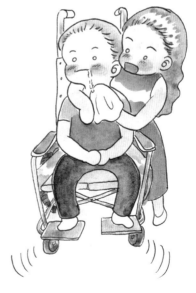

随后短短一年里，继军病危 7 次。
2010 年因为无法自主呼吸，
医生建议切开气管。
为凑齐手术的巨款，我想卖房卖车，
但继军坚决不让。
术后，他只能躺在病床上，
不能动也不能说，
虽然智力完好、思维清醒。
他时常望着我，
似有千言万语，却无法表达，
眼神里全是悲伤、无助和屈辱。

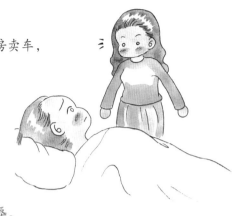

很多次尝试后，我自制了一份汉语拼音表：
把所有的声母和韵母各分 5 组，每组 5 个。
当他想要说话时，我把声母卡片举到他面前，
如果有他要说的声母，就用眼神示意。
然后我再把卡片上的 5 个声母一一指点，
点到他要的那个时，他再用眼神示意。
然后是韵母卡片……
虽然麻烦，但我们终于能重新交流了。

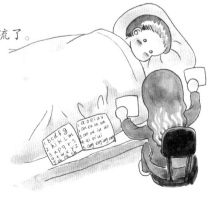

幸好后来眼控仪上市，
只要眼睛盯住屏幕上的一个点超过 0.8 秒，
就会出现相应符号，相当于用眼睛打字。
有了眼控仪，继军就像战士有了武器。
网络将全国很多渐冻人集中起来，
继军就在好几个 QQ 群里做管理员，
毫无保留地分享抗病经验、医疗信息，
解答病友的问题，号召大家互助……

眼控仪

2013 年，继军和我联合大学同班同学，
发起成立国内首家渐冻人组织
——北京东方丝雨渐冻人罕见病关爱中心①。
2014 年，我们又发起成立
中国社会福利基金会渐冻人基金，
帮助了许多渐冻症家庭。
2016 年 12 月 22 日，
时任中国残联主席张海迪看望继军，
由衷称赞他的坚持与付出，
感谢他为病友默默努力付出的一切。
也感谢家人长久以来的悉心护理，
赞扬我们这对风雨同舟的夫妻，
以不离不弃、相守相依诠释着爱与希望。

---

① 简称东方丝雨关爱中心。

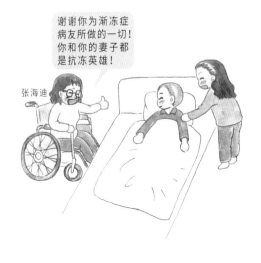

此后，继军又成功渡过几次危机，
不愧是我青春记忆中那个无比刚强的男神。
我们也积累了更多的科学护理经验。
2020 年，中国残联与东方丝雨关爱中心
组织全国 20 余位 ALS 专家编写了
《运动神经元病康复护理指导手册》，
这是国内首部关于运动神经元康复护理
方面的书籍，并以此为基础在全国范围
内开展培训，倡导将康复护理融入诊疗
救治全过程。

同时，我们继续推进病友援助等工作，
近年来，生存时间超过 5 年
乃至 10 年的渐冻症病友明显增多，
我们的努力有了收获，也使我们更有信心。

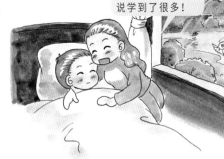

2022 年，卧床长达 13 年之后，
继军又一次演绎了奇迹——
他重新坐上了轮椅，来到户外，
融入社会，开启新生活。
这给了广大病友极大鼓舞，
谁说渐冻的人生不能"逆转"，
继军大哥就是现实中最好的榜样！
2024 年是继军患渐冻症第 18 年，
也是我们结婚 32 周年，
我们彼此践行着最浪漫的承诺：
和你一起慢慢变老。

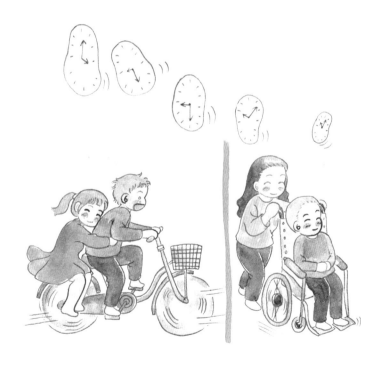

尾声

于我而言，18年的护理如刀尖上跳舞，

任何微小疏忽，都可能夺走继军的生命。

18年前的我，有打拼多年的锦绣前程，

有更为远大的理想，

但为了继军的平平安安，

我毫不后悔与事业挥手作别。

因为——

爱是从不放弃，爱是长久陪伴；

爱是若你注定在雨中，我也就弃去我的伞；

爱是双手奉上我的王冠，只为你的生命加冕！

扫码阅读更多科普知识

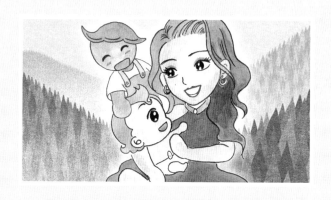

生而不凡：
明星妈妈的 SMA 天使

引言

她是"超级女声"最火爆那年走出的歌手，
还是备受大家喜爱的主持人、演员，
同时，她也发起了一家罕见病公益组织，
为一群聪明可爱的孩子们奔走多年。

她就是本期故事的主人公——冯家妹，
舞台上光芒四射的她，经历过哪些人生起伏？
是哪一种罕见病，在多方努力下，
实现了用药可及"三级跳"的奇迹？

2005 年，爱唱歌的我参加了"超级女声"，
一路过关斩将，闯入成都赛区四强，
赛区前三名后来成为全国冠军、季军和第四名。
没错，那正是火爆整个夏天、全民投票，
成为许多人难忘回忆的第二届"超级女声"。
我虽然惜败止步分赛区，但也一战成名，
成为川渝地区家喻户晓的新星。

从四川音乐学院毕业后，
我选择留在成都发展，
唱歌、演戏、当主持人，
演艺事业全面开花；
怀着对美好家庭的憧憬，
25 岁的我步入了婚姻的殿堂。

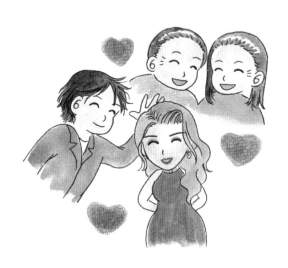

2012 年 5 月 25 日，
我的小天使美儿来到世间。
每一天我都把她打扮得漂漂亮亮，
计划着未来送美儿去跳芭蕾舞；
我把心爱的小挎包改短了背带，
想象着将来美儿背着它蹦蹦跳跳
去上学……
美儿特别乖巧、可爱，
是全家无比疼爱的小公主。

但美儿 4 个月时，还只能平躺，
不能翻身或靠坐，让我隐隐感到不安，
直到一纸"脑瘫"的诊断书如晴天霹雳，
让所有美好的畅想不复存在。
顾不上悲痛的我，急忙带上美儿，
辗转北京、香港等地遍求名医。
长达半年的时间里，
美儿每天都要拉伸、按摩和电疗，
小小的人儿疼得哇哇直哭。
而"脑瘫"的诊断被推翻后，
新的结论更让人难以接受。

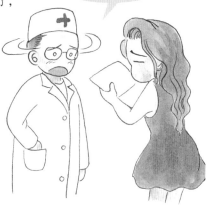

确诊是脊髓性肌萎缩症，
是最严重的 I 型，很可能
活不过两岁。

美儿被确诊患有脊髓性肌萎缩症（SMA），
还未满周岁，却被宣告很可能活不过两岁，
当时全球都没有治疗该疾病的药物。
我宁愿她患的是先天性心脏病、白血病，
至少还有一些应对的办法，
而在 SMA 面前，
全世界的名医，不曾给美儿开过一粒药。

每天，美儿的痛苦呻吟令我心如刀绞，
每一次抢救，对她和我都是痛苦的煎熬。
我拉着她的小手，恳求她不要放弃，
祈求上苍给美儿多一点时间，
或许她就能等到国外尚在研发的救命药。
那样，也许有一天，
她能和其他小朋友一起快乐玩耍……

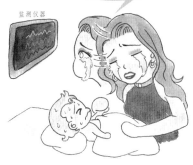

但奇迹没有出现。
2013 年 10 月，
美儿不满 17 个月的人生之旅走到了终点。
那天，有只蝴蝶翩然飞入家中，
缓缓落在我的手上，久久未离去。
妈妈相信，是美儿幻化成美的精灵，
前来与我道别。

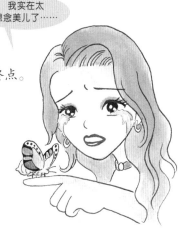

13

此生最美的天使离我而去，
我将自己关在家中，拒绝任何人的安慰。
白天我寄情工作逃离现实，
但在无数个夜深人静的夜晚，
心被无尽的悲伤啃噬，
我彻夜痛哭，无法安睡。
命运的暴击之下，
我的小家庭最终也分崩离析。

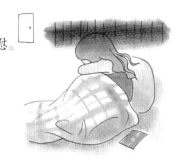

我选择独自承受痛苦，
哪怕最好的朋友和工作伙伴，
都不曾得知美儿的病情和我生活的巨变。
亲朋好友一如既往地关心美儿，
每逢生日都送来蛋糕和礼物，
还有几个亲子节目都发来邀约。
慢慢地，我意识到，
女儿不会愿意看到如此软弱的我。
终于，在美儿离去的第 560 天，
我敞开心扉与自己和解，
坦诚公开心底的伤痛。

发布长微博后，

我收到来自全国各地 SMA 家庭的求助。

在中国，有 2 万~3 万名 SMA 患者，

病友家庭正在重复与我一样的苦难，

比我更加无助、迷茫……

后来，我认识了 SMA Ⅲ 型患者马斌：

多年来，他默默编译国外关于 SMA 的资料，

再通过论坛、QQ 群向病友和家长们普及，

已聚集了国内 1700 多个家庭。

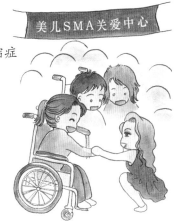

在与马斌的交流中我意识到，

只有具备更专业的知识、更宏观的视角，

协调更多的资源，推进各方合作，

才有可能改善国内 SMA 患者的生存环境。

为了"让人们不再惧怕 SMA"，

2016 年 1 月，我和马斌、公益人焕萍，

一同发起成立北京市美儿脊髓性肌萎缩症

关爱中心①。

---

① 简称"美儿 SMA 关爱中心"。

路是一步步走出来的。
美儿 SMA 关爱中心成立后，
我们登记了全国的 SMA 患者信息，
召开了多届全国病友大会。
在不断宣传倡导下，8 年来，
我们已找到并服务全国近 6000 名病友，
提供医疗援助、康复指导、教育就业支持等。
SMA 患者多为儿童、青少年，
他们虽然大多因病坐上轮椅或长期卧床，
但都冰雪聪明、多才多艺，
在我们的艺术课堂上，
他们的歌声、画作与演讲，
打动了无数伙伴。

就在美儿 SMA 关爱中心成立不久，
多款 SMA 治疗药物相继在国外上市，
但价格十分昂贵，
国内的病友家庭看到了希望，却又遥不可及。
但在关心 SMA 患者的所有人努力下，
梦想一点点走进现实——
2019 年起，两款药物先后在国内上市；
更让大家欢欣鼓舞的是，
2021 年以来，两款药物先后进入国家医保目录，
多地病友真的用上了药，
身体状况也明显有所改善。

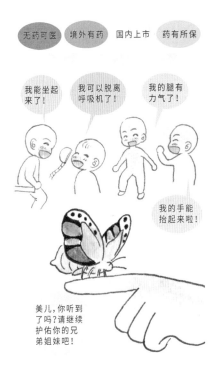

尾声

今后，我们要做的工作还有很多，

不久前，我们为推动 SMA 患者走出家门，

发布了《无障碍出行指导手册》，

让我们的小天使可以和大家一样，

享受美丽的大千世界。

SMA 恰好是 smart（聪明）、

marvelous（非凡）、

angel（天使）的缩写，

这正是我的美儿，也是万千 SMA 病友！

如今，我可以微笑着坦然面对过去。

感谢这位最美小天使的到来，
引导着我，开创了一番人生新天地。
她其实不曾离开，一直在我最柔软的心底，
每当身边有蝴蝶翩然飞过，
我便感觉到美儿，面带微笑，自由自在……

扫码阅读更多科普知识

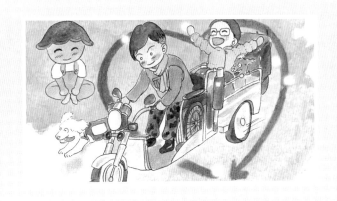

生而不凡:

"走心"情侣　相伴路遥

引言

你是否听说过一对"走心情侣"？
一个男孩、一辆电三轮，载着他的爱人——
一个走路摇摇晃晃的"企鹅女孩"，
还有一只小狗，从广西柳州出发，环游中国，
誓要在地图上走出一个"心"形。

这个幸福得一路上只剩傻笑的女孩，
就是我，赖敏。
而那个酷似林丹的帅气男孩，
就是我老公——丁一舟。

"企鹅病"学名叫脊髓小脑性共济失调，
它会让我四肢不协调、说话不清，
最终身体无法动弹，只剩下思维和回忆。
我从小眼睁睁看着妈妈病情恶化，
直至被这病夺走生命。
21岁那年，伴随着莫名其妙的摔倒，
我明白，这个厄运也降临在了我身上。

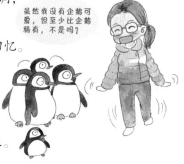

大学毕业后，我成了一名快乐的导游，
不快乐的部分我说不出口，
只是想想，我的喉咙都阵阵发紧。
2014年的一个夜晚，我从不快乐一路想到死亡，
于是在"说说"里写下：
"忽然有一种心被抽空的感觉。"
"你怎么了？"
"丁一舟"这个有点陌生的名字出现在QQ对话框里，
想起来了，他是我的小学同学。

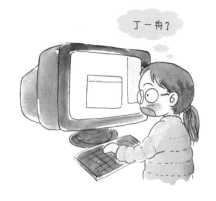

突如其来的关心，
让我忍不住把那些沉重的委屈都吐
给了他。
后来，我们回忆往事，
我承认，小时候我老欺负他，
他承认，被欺负却很喜欢我。
在查询了有关企鹅病的信息之后，
他发消息说：
"你在南宁无依无靠的，不如回咱们柳州吧。"

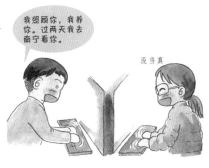

我有点感动，但也只当他随便说说，
没想到，过几天他真的来了南宁！
然后，我们"闪恋"了！
他把我和狗狗阿宝"连锅端"接回了柳州的家里。
散步、遛狗、做饭，我们开启了慢悠悠柴米油盐的生活。
可病情不会放慢脚步，不久我开始坐轮椅了。

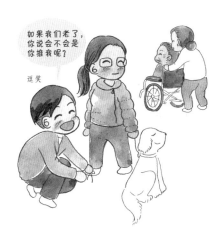

走遍千山万水的徐霞客、自由奔向远方的三毛，
这两个从小就住进我内心的人物，现在越发频繁地出现在眼前。
我看看轮椅，抬头跟一舟说：
"与其在家里等死，不如出去看看。"

一舟没有回应，只是去网吧待了一夜。
第二天他默默发给我一张中国地图，
上面有一个心形路线。
"走吧，去环游中国！"

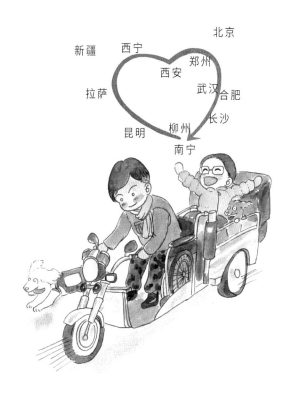

改造轮椅、训练狗狗拉轮椅、买电动三轮；
准备手电筒、太阳能充电宝、炊具、帐篷……
说走就走的背后，是一舟的精心准备。

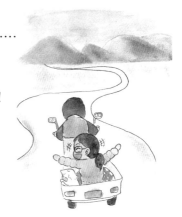

2015 年 1 月 1 日，我和我最爱的他出发了！
一路上我们得到了许多朋友的关心，
也遇见了各种有趣的伙伴。
很多人想给我们捐助，都被我们一一谢绝，
我们自始至终想的都是靠自己向前走。
一舟操起自己的老本行——给人理发，
沿途也打些零工，边走边挣盘缠。

2015 年 7 月 1 日，我们终于抵达了心中的圣城——拉萨。
布达拉宫前，一舟手捧一束格桑花，单膝跪在我面前：
"虽然给不了你荣华富贵，但我会让你幸福和快乐！你愿意嫁给
我吗？"
"我愿意！"
我们拥抱得那么紧，像是要嵌入彼
此的身体。

一年后，我们完成了第一次"走心
之旅"。
二次入藏，我们在海拔 4000 多米的
理塘举行了藏式婚礼。

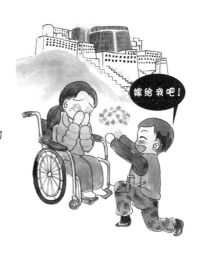

嫁给我吧！

婚后第二次"走心之旅"到达喀什时，
我发现自己怀孕了。
这个意外让我和一舟都措手不及。

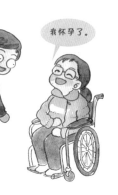

我怀孕了。

企鹅病遗传的概率约 50%，
但我们不愿轻易放弃。
我给宝宝起名丁路遥，
期望他健康出生并在人生道路上越走越远。

不久，我们收到了央视《朗读者》的邀请，
借着去北京录制节目的机会，给路遥进行遗传病筛查。

等待的日子既充满希望又焦灼煎熬。
审判到来的那一刻，一舟没有说话，
他用手机给我发了消息：
"路遥有病。"
我与一舟抱头痛哭，
然后我们做了这辈子最痛苦的决定。

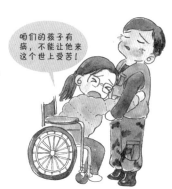

咱们的孩子有病，不能让他来这个世上受苦！

企鹅病有遗传早现的特点，即每一代
的发病时间都会提前。

2017 年，我们在世外桃源——白鹿原，安家休养，
幸运地成为一个小农庄的新主人。
我还开了微店"路遥特产专卖店"销售农产品，
一舟则办起户外拓展训练"路遥户外工作室"。

2019 年年初，我们回到理塘，
通过众筹，修建了名为"路遥星空客栈"的民宿。
在这里我们一起看太阳西沉，看月亮东出，
女儿布布在一个星光熠熠的夜悄悄闯入我们的生命。

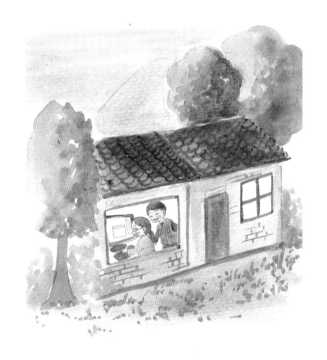

经产前诊断，她没有遗传疾病，我和一舟又惊又喜。
惊喜之余，曾经那份策"轮椅"奔腾、共享人世繁华的潇洒，
如今变成了"活得更久，陪她长大"的责任。

曾经只想在死之前痛痛快快爽一把的年轻人，
如今成了有更长的路要走的父亲和母亲。

用了近 5 年的时间，我和一舟完成了"走心之旅"。
在柳州出生的布布，半岁时和我们回到了客栈，
我们希望布布在这里长大。
因为这里有常年鲜艳的八瓣梅，
有躺在草原仰头就能掉进去的璀璨星河，
还有拉开窗帘就能看到的巍峨雪山上翻滚的金黄云朵……

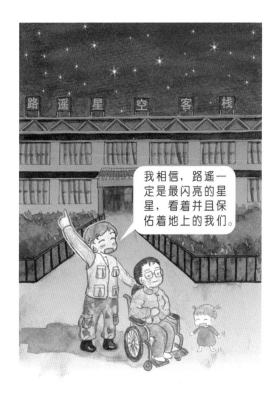

疫情三年，眨眼而过。

客栈入不敷出，

创业卖螺蛳粉也难以为继，

如今我的身体每况愈下，无法继续在藏区生活，

布布也到了该上幼儿园的年龄，

我们回到柳州，一舟开了家"丁大叔"奶茶店。

他比在雪山、大漠和草原上更显苍老，

我历经6年用仅剩能活动的两根手指写完了这本书——《人间很美，我们很好》。

我不能走路已经很久了，但是你看，

美好，一个一个，都朝我走来了，不是吗？

以后还会有更多的美好，不是吗？

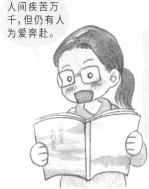

生命里真正让人难忘并且充满感激的，不是路上的美景，

而是那些一路上陪伴自己的人。

人间疾苦万千，但仍有人为爱奔赴。

只要我们把握住自己的每一天，永远保持对爱情的向往，对美好生活的向往，心存美好，美好便会向我们走来。

尾声

我并不认为她在拖累我，
她其实是在成全我，
成全了我作为男人的责任和担当。

真正发光的是她，
而幸运的是我，
因为我能占有这份温暖。

——丁一舟·遇见你

扫码阅读更多科普知识

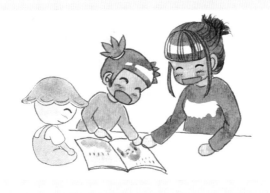

生而不凡：

用艺术和爱　与命运和解

引言

想知道"豌豆 Sir"这些温暖俏皮的漫画
是谁创作的吗？
她叫皮皮，
同样与罕见病有着不解之缘。

我叫皮皮，
出生在江苏一个普通的农村家庭。
我先天性聋哑，又是女孩，
别人都劝父母放弃我。

可是，父母却对我疼爱有加。
即便我有时顽皮得不像话，
他们也舍不得动我一根手指头。
四处求医无果后，
父母把我送去聋哑学校接受教育。

我不仅学习优异，还非常喜欢涂鸦临摹，
终日沉浸在漫画世界里难以自拔。
将要考高中时，我面临两个选择：
一个是我梦寐以求的美术大学，
但学费贵、工作机会也少；
另一个是职高，一毕业就由学校分配工作。

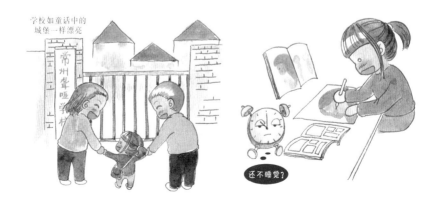

学校如童话中的
城堡一样漂亮

常州聋哑学校

还不睡觉？

受限于家庭条件，
我无奈选择了职高的缝纫专业。
毕业后的我当然不爱干那份填饱肚子的
工作，
画画的小火苗始终在我内心跳跃闪耀。

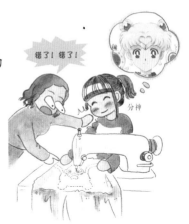

这次，我不顾父母的反对，
辞职独自去了哈尔滨美术专修学院。
在那里，我终于可以名正言顺地学习
画画了；
在那里，我也遇到了生命的另一半。

初见晶晶，我并不看好他，
因为他又矮又胖，还坐轮椅。

晶晶是一名成骨不全症患者，
生活的不便，使他无法正常上学，
但他靠自学完成了从小学到大学的课程，
还去外地拜师学画，获得全国美展三等奖，
病痛没能阻止他追求美好的人生。

晶晶就像是我的人生导师和能量来源，
我的悲观主义因为他而改变。
而且慢慢地，我们彼此产生了好感，
志趣相投，灵魂契合，
我相信，这就是我想要的爱情。

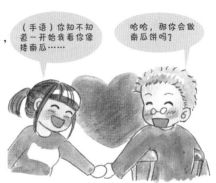

结束学业后，我再次不顾父母的强烈反对，
甜蜜地和晶晶携手步入婚姻的殿堂。

婚后不久，我们就迎来了第一个孩子，
一个完全健康的男孩——豆豆。

为了孩子，也为了实现共同的目标，我们开始创业。
晶晶开办了一个绘画班，
我则一边照顾豆豆，一边做琐碎的后勤工作。

通过十多年的共同努力，
晶晶的绘画班已有两千多名学生，
我开起了自己的网店卖设计模板，
我们也终于拥有了自己的车与房，
一切都越来越好。

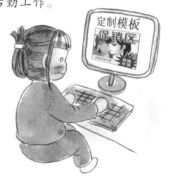

本以为上天不会辜负每一个努力的人，
但一个晴天霹雳令我们从天堂坠到地狱。
我们的第二个孩子，可爱的芽芽，
未满 4 岁就骨折 3 次，骨裂 1 次。

原来，芽芽遗传了爸爸的成骨不全症。
患有这种疾病稍有不慎就会骨折，
因此他们也有了一个美丽而脆弱
的名字：瓷娃娃。

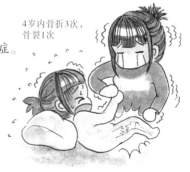

4岁内骨折3次，
骨裂1次

眼睁睁看着女儿痛得抓起自己的头发拼命扯拉，
让我甚至有了撞墙自尽的念头。
我整个人像疯了似的，常常对晶晶发飙，
把女儿的病全都归罪于他，
我觉得他欺骗了我，他怎么会对自己疾病的遗传性一无所知！

冷静下来的我也无法原谅自己：
当初居然没有好好去查一查成骨不全症的相关知识，
仅凭晶晶的家人世代健康就盲目生下了孩子。

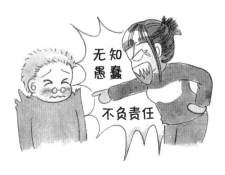

我听不进去任何安慰，只一心一意照顾着躺在床上的芽芽，
与此同时，我疯狂地上网查疾病资料、
找医院，还抄了一本书。

在看了很多成骨不全症患者的自传、
进行了长达一年半的自我救援后，
我终于与自己和解，
并且想通了——
不影响生死的问题都不是问题！
要打起精神来！
芽芽的未来依旧充满希望！

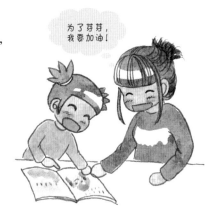

虽然目前仍没有治愈成骨不全症的办法，

但是已经有了一些防治频繁骨折和减轻症状的手术与药物，

而且我和晶晶都竭尽所能为芽芽创造良好的环境，

我们相信她能成为一个像爸爸一样坚强又自食其力的人。

在照顾家庭和孩子之余，

我开设了自己的社交媒体账号"晶皮豆芽"，

用漫画和视频记录着我们生活的点滴。

我也成为豌豆 Sir "罕见病·生而不凡"暖心科普系列的特约插画师，

通过漫画展现罕见病病友们的人生故事。

我更加坚信，我们会越来越好。

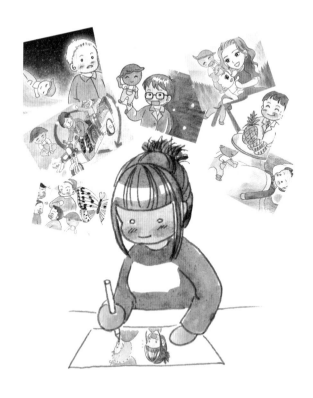

日子一天天过去，
我以为上天给我们的磨难都过去了，
我们会在平凡漫长的岁月里，
陪着吵吵闹闹的豆豆和芽芽慢慢长大，
但好像，老天爷给我人生设定的主题就是"磨难"。

2021 年 12 月 28 日，
晚上睡觉时我察觉晶晶有点不对劲，
他全身无法动弹、张着口却说不出话。

晶晶脑出血了！

我愣在原地，一切都被打回原形，
这个充满欢声笑语的房间一瞬间无声坍塌。

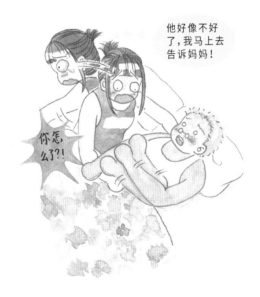

画室、房贷、外债、经济来源、未画完的单子……
所有的一切像一个个压在我身上的巨石，
我总以为，我马上就要倒下去了，
就是下一刻。
但我没有。

我想起芽芽被确诊时拉住我的那个
念头——
"不影响生死的问题都不是问题"。
是啊，晶晶还活着，我还活着，豆豆和芽芽也还活着，
活着就有希望！

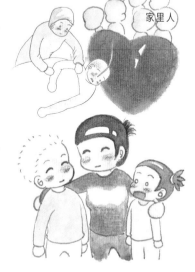

不影响生死
的问题都不
是问题，活着
就有希望。

距离晶晶脑出血已两年有余，
他的认知能力以及右侧的肢体功能都还没有恢复，
但生活总要继续。
照顾晶晶、卖房、赚钱、送豆豆上
高中、给芽芽找学校……
我硬着头皮去处理每一件棘手又
困难的事情。
好在豆豆和芽芽越来越懂事，
好在有家里人始终不离不弃地默默
支持我们。

家里人

结尾

2024 年，我们的故事被上海教育电视台拍摄成纪录片，
我们成为《万分之一的遇见》公益科普视频画展的宣传人物。

希望"晶皮豆芽"的故事，能让更多人了解罕见病，
并通过产前诊断来预防罕见病。
更重要的是别忘了，
一切都会越来越好！

扫码阅读更多科普知识

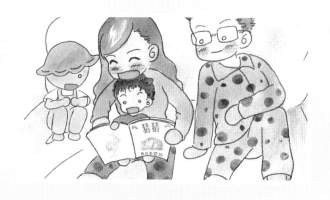

生而不凡：

宇宙，宇宙，妈妈有多么爱我？

引言

今天的主人公名叫秦可佳。
从探索宇宙的神奇，
到叩问生命的奥秘，
再到推动黏多糖贮积症罕见病药物研发，
她的脚步从未停歇，
因为她还有一个名字，叫母亲。

曾经的我，有一份忙碌而自豪
的事业，
和老公同为航天人。
虽然忙起来整日回不了家，
但能为祖国的"神舟"任务
挥洒汗水，
也很快乐。

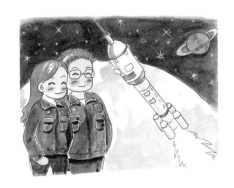

2010 年，我们的宝贝 Yoyo 来到了这个世界，
圆圆的小脸那么萌，那么可爱，
让我和 Yoyo 爸在"问天"的同时，
有了人间最柔软的牵挂。

Yoyo 1 岁多，
我为她买了绘本《猜猜我有多爱你》。
这个问题，
最深邃的宇宙恐怕也回答不出吧。

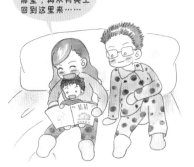

2013 年 7 月，那是一个我永远也忘不了的夏天，
我和 Yoyo 爸圆满执行完神舟十号发射任务，
带着无比的喜悦和期待返回家中。
2 岁多的 Yoyo，她……好像不太认得我们了。
一种莫名的感觉让我很不安，
我们带着她去儿研所做了检查。

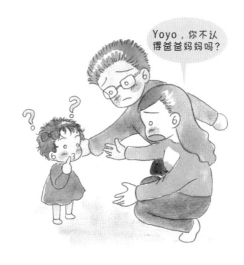

最可怕的事情还是发生了：
Yoyo 的脑部出现了类似老年痴呆的脱髓鞘性病变。

此后是数月的转诊和煎熬的等待，
最终，她被确诊患有罕见的神经系统退化症——
黏多糖贮积症 3A 型（MPS 3A），也叫 Sanfilippo 综合征（SF）。
那一刻，我的世界崩塌了。

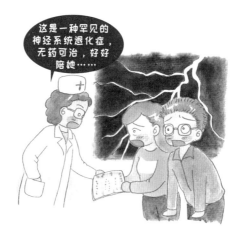

其他孩子都会不断发育成长，
身体的各方面功能越来越强，
而 Yoyo，要面对的是残酷的退化：
在接下来的几年内，
慢慢失去所有能力：记忆、语言、行动、吞咽……
最终这种疾病会把她带走，
因为，无药可医。

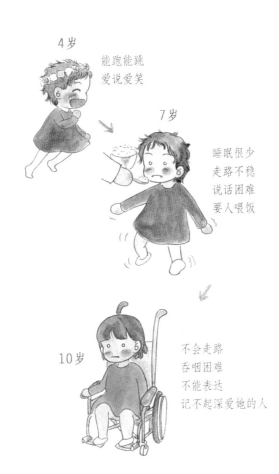

4岁
能跑能跳
爱说爱笑

7岁
睡眠很少
走路不稳
说话困难
要人喂饭

10岁
不会走路
吞咽困难
不能表达
记不起深爱她的人

我不敢相信世上竟有如此残忍的疾病，
更不敢相信我要目睹这个过程却又无能为力，
这一切我该如何承受？

更绝望的是，罕见带来的孤独感。
我像鱼缸中的小鱼拼命呐喊，
外面的人却听不到，
我们的痛苦，无人知晓。

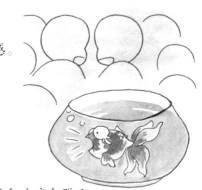

在加入了有 400 多人的黏多糖贮积症病友群后，
这种孤独感反而达到了顶点——
只有 2 个孩子与 Yoyo 属于同一型。

航天精神造就了我坚韧不拔的性格，
我坚持，孩子还有活的可能；
我放弃，她会消失在我眼前。
我告诉自己，我们可以等，
但生命需要的是有希望的等待。

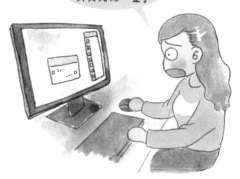

我每晚学习医学术语，
不停地查找和翻译国外的文献，
联系国外相关的科学家和医生。
欣喜的是，美国已成功进行了基因
治疗临床试验，
而这个药将是绝对的天价，
以 Glybera[1] 为例，约 1000 万元人民币。
而由于该项目仅在国外招募临床试验
的患者，
且名额已满，所以 Yoyo 没能获得这个机会。

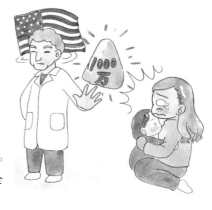

两年间我先后飞往巴西和德国，
参加世界黏多糖贮积症大会。
最让我无助的是，
我是大会上唯一来自中国家庭的参会者。
中国是罕见病人口大国，
而演讲台上没有一名演讲者是我国
的专家。

世界黏多糖大会

---

[1] Glybera 是首个获得欧盟批准的基因治疗药物，用于治疗脂蛋白脂肪酶
缺乏症。

我意识到，要救 Yoyo，救中国的 SF 患儿，
我们必须研制出自己的"孤儿药"①，
这是他们唯一的生存机会。

我不相信退化和死亡是 Yoyo 的宿命！
哪怕这是一条逆天改命的道路，
我也要努力走到底！

2014 年，我建立了 CureYoyo 网站，
同年，在 7 位科学家和企业家的爱心支持下，
发起了国内第一家罕见病基因治疗研究所。

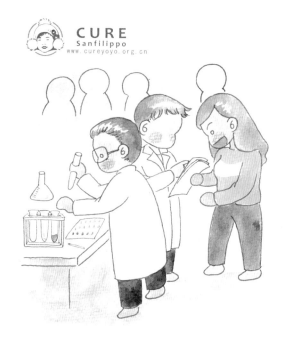

---

① 孤儿药是罕见病药物的专称。

2015 年, 我通过北京天使妈妈慈善基金会
发起了 SF 罕见病专项基金。
孩子们最需要的, 是有效的药物。
罕见不等于无法战胜,
相反, 由于病因明确, 更容易攻克。

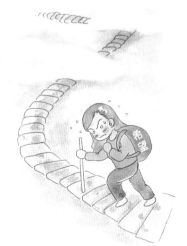

国外临床试验的成功让我们看到了
希望。
我明白, 这条路异常艰难,
但我相信, 再长的路, 一步步坚持
也能走到尽头。

幸福是什么?
是每天早上看到 Yoyo 睡眼惺忪的样子,
听到她可爱的声音,
看着她满屋里跑来跑去。
《猜猜我有多爱你》中说,
爱, 实在不是一件容易衡量的
东西。
也许, 我等不到 Yoyo 能真正看
懂这本书,
只要十年以后, 她仍能触摸到
这份不变的爱,
就是一个妈妈最幸福的期待。

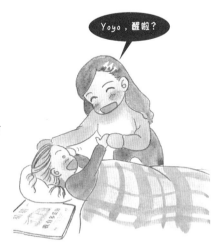

尾声

本篇文章在 2017 年发布后，
在腾讯公益支持下，阅读量超过 10 万人次，
"为 Yoyo 找到治愈方法"所筹善款，
在这一推动下也从 70 余万元突破百万元。

经过近 3 个月的调研、参考专家意见，
2018 年 5 月，公益项目所筹的首笔善款已捐赠到华东理工大学教育发展基金会，
支持该校的肖教授实验室开展 MPS 3A 基因治疗药物研究。
肖教授深耕罕见病基因治疗药物研究已 30 多年，成就瞩目。
经过 5 年的努力，
针对 Yoyo MPS 3 A 的试验基因药物研究真的有了成果！

这一切正如那句格言——
有些事情不是看到希望才去坚持，
而是坚持了才会看到希望。

扫码阅读更多科普知识

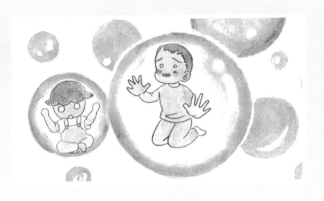

生而不凡:

他的生命，是一场与"泡泡"的战斗

引言

凌峰说："我这辈子算是没法摆脱'泡泡'了，生命的长度我也不知道，老天爷决定的。但我能够做到的，是增加生命的厚度。"

2 岁，在这个大多数人还不记事的年龄，
凌峰已经经历了人生的第一次手术。
25 年来，他先后共计做了 10 次手术，
而以后的岁月里，他也仍旧要与"泡泡"作战。

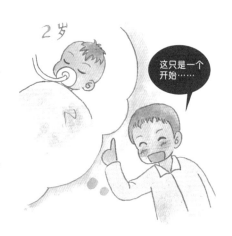

9 岁那年，"泡泡"开始找上凌峰。
他的腋下有一块咖啡斑，
身上同时长出了血管瘤和腰椎椎管肿瘤。
去医院检查，医生说这是一种叫神经纤维瘤病（NF）的罕见病。

不过当时他和家人还不了解这种病，
只知道，这种病会在身体各个部位不断生长良性肿瘤，
而且无药可治。

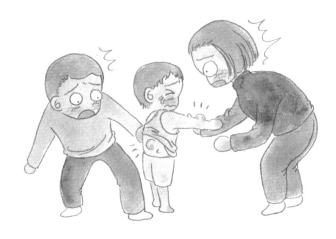

两次手术后，医生让凌峰卧床 3 个月，
但是他只用了 30 天就下地了。
离开学校半个学期的他不但没留级，
期末考试还取得了全班第五的
好成绩。

本以为往后的日子就风平浪静了，
谁知道三年之后，
一个重大又残酷的选择，
摆在了年仅 12 岁的凌峰面前。

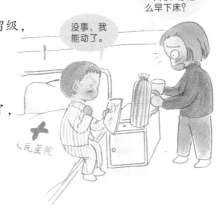

12 岁那年，凌峰发现自己渐渐听不清了，
起初他和家人都没太在意，
直到后来做检查才发现是双侧前庭神经鞘瘤，
他必须面对"要听力，还是要生命"的选择。

只有活着，活着才有希望
年少的凌峰已经懂得了这个道理。
两次手术后，
他休养了 25 天就又回到了学校。

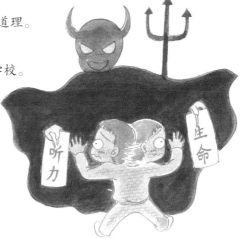

失去听力地活着，
不是一件容易的事，
上天夺走了凌峰听力的同时，
好像也拿走了他的希望。
未来？哪儿有什么未来。
凌峰想着以后去职业学校学门
手艺维持生计算了。

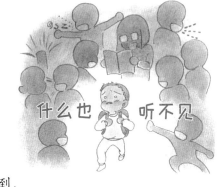

不过，初三下半学期，他又想到，
当初做出"活着"的选择，
不是为了让自己沉沦的啊，
活着，是为了"希望"。

在学习中的努力和收获，
让凌峰找回了快乐和能量，
也渐渐忘了"泡泡"们带给自己
的痛苦，
但是可恶的"泡泡"却没有忘
了他。

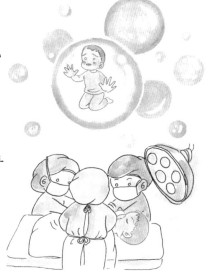

15 岁刚刚做完听神经脑干移植手
术的他，
又在 17 岁迎来十分危险的肺部
气管肿瘤。
好在手术很成功，可是一年后，
两个鸡蛋大小的腹部肿瘤又来了。

腹部肿瘤手术 11 天后，
凌峰回到了高三的课堂。
他见过夏天从什么时候开始天亮，
也尝过深夜的咖啡是什么味道。

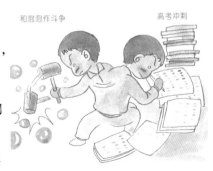

和泡泡作斗争　　　高考冲刺

30 天做完 3 本复习资料，两天用
完一支笔芯，
别人都说高考是一场战役，一次
冲刺，
对凌峰来说，这更像是与"泡泡"作战的同时，
补充弹药、鼓舞士气的一种方式。

高考成绩公布，
凌峰如愿考上了一本院校：三峡大学，
崭新的开始也是重新适应一切的开始。

新的环境，新的朋友，新的老师，
以及更有难度的课程。
没法喊"到"，就用手语和老师
沟通，
听不见讲课内容，就认真看老师
的口型，
反正问题总能解决的嘛，
毕竟学习的日子都会让凌峰感觉
活着、感觉有希望。

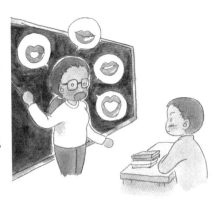

2017 年年底，凌峰又感觉到了身体的不适，
多年的经验告诉他，"老朋友"又来了。
不过，他还是瞒着家里人，
和同学们一起备战期末考试，
一样上课，下课，吃饭，自习。

还是妈妈发现了异样，带他去就诊，
结果是：右侧颈动脉瘤。
医生说，手术和医疗费用要 8 万 ~10 万元，
可是多年的治疗让家里已经拿不出这么多钱了。

想到又要做手术，凌峰一点都不怕，
19 岁的他已经经历过 9 次这样的大手术了。
何况，害怕又有什么用呢？
他该吃饭吃饭，该学习学习，
平静到连朝夕相处的室友都不知道他生病了。

只是，手术费用依然面临很大的缺口，
爸爸妈妈、老师和同学们都在帮他想办法。

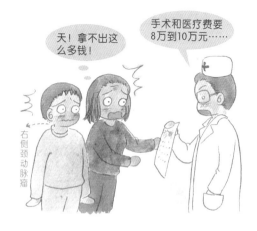

2018 年，在患者组织"泡泡家园"的
支持下，
凌峰凑齐了手术费，再一次走上
了手术台。

此后的六年间凌峰没再做过手术，
2020 年通过基因检测确诊他的
疾病属于Ⅱ型神经纤维瘤病，
2023 年年底针对Ⅰ型神经纤维瘤病的药物
已经进入了医保，
但凌峰的Ⅱ型神经纤维瘤病目前仍无有效的药物可以控制。
他现在定期做 CT 来监测肿瘤的生长情况。

现在的凌峰是建筑领域的一位工程师，
与泡泡斗争了这么多年，
他当然也会累，
不过他说，累了就歇一会儿，给自己一个锚点，
美食、美景、游戏……什么都可以，
累了就回到自己的锚点好好放松一下。
他说自己的锚点，是美食，
享受食物的那一刻，所有的烦恼痛苦，就先搁置吧。
不过，他接着说，
放松过后，充满电量，一定要继续上路、继续斗争。
我们不知道生活下一刻会发生什么，
能选择的是好好地活，努力地活。
人生起起落落，始终不要放弃，
哪怕是在低谷都别放弃，

乐观点，都触底了，

以后的生活只剩下上坡路，会好的。

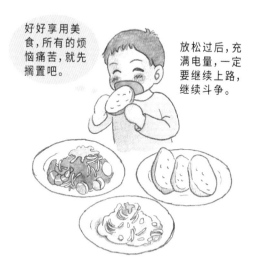

我国目前已有 55 万名 NF 患者。

因为 I 型神经纤维瘤病常有体表改变，影响容貌，

所以常被人误认为传染病，或影响智商。

实际上，NF 并不会传染，也不会影响智力，

NF 群体除生长肿瘤外，与一般人无异。

目前，NF 尚无有效治愈手段，

但可以通过医疗干预改善预后，

保障 NF 群体的生存质量。

国际医药界正在进行许多关于 NF 的医疗攻关，

相信在不久的将来，NF 群体能够迎来治疗药物，最终战胜泡泡。

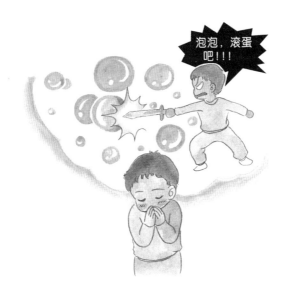

尾声

所有的困苦都会过去，所有的风雨都会结束，
希望总会到来，美好也不会迟到，
愿大家彩虹常在，希望永存。

——凌峰

扫码阅读更多科普知识

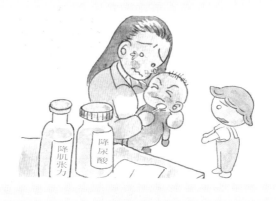

生而不凡：

三十八万分之一的我不怕疼痛，但害怕孤单

引言

人们说，每一位妈妈都是英雄，

为了保护孩子不受伤，她们什么都不怕。

但有一位妈妈无法阻挡孩子伤害自己，

——"对不起，我的果宝儿，天天看着你这么受折磨，妈妈却无能为力"。

2014 年 6 月，我的果宝儿出生了，
还没满月，头就可以立住一小会儿了。

果宝儿的大眼睛很机灵，
小嘴巴很爱笑，
满月时已经可以笑出声音，
3 个月的时候，
我喊他的名字，他就知道是在叫他。

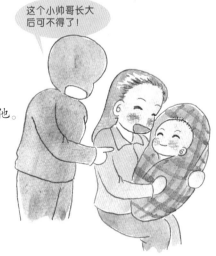

他的百天照一样是笑眯眯的，
5 个月就会抛媚眼了。
大伙儿都说，
这个小帅哥长大后可不得了！

可是，回头看看果宝儿小时候的照片，
会发现他总爱仰头和"拉弓"。
现在想来，都是肌张力过高的缘故。

噩梦从 5 个月的常规检查开始。
医生发现果宝儿不会翻身，怀疑
是脑瘫。

全家都吓坏了，到处查找看脑瘫
的医院。
在一个电视广告的忽悠中，
我们带着果宝儿兴冲冲去了北京
某家据说治脑瘫有奇效的医院。

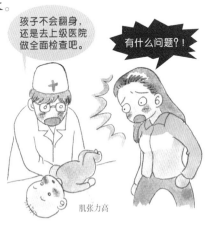

那里的医生信誓旦旦地说孩子可以恢复，
让我们先交 5000 元，还"叮嘱"我们不能串病房。
但和同病房的一个家庭交流后，我们发现了不对劲。
去护士站一查，我交的 5000 元只剩下 1000 元了。

决定出院的时候来了好几个医生劝阻，
说一定能治好，不过没法保证能恢复到什么程度，
最后看我们态度坚决，只好黑着脸答应放我们出院。
现在回想起来，感觉这八成是一家骗子医院。

14 个月时，果宝儿终于在北京确诊了一种罕见的病——自毁容貌综合征（LNS），
这种病是由于患者缺少一种酶，导致尿酸积聚在体内，从而对神经和身体造成影响，
没有可有效治疗的药物，也不能康复，孩子能活到 20 岁的概率非常小。

医生开了些降低肌张力和促进尿酸排泄的药来控制，
但这些药对于婴儿来说副作用太大了，
果宝儿自己也会因为肌张力突然降低而难受。

由于这种病罕见，能查到的信息寥寥无几，

我无从得知也无法想象，
我的果宝儿最终将以什么状态离开我。

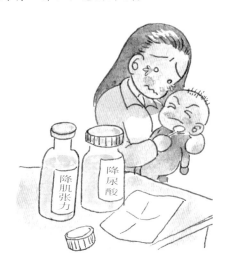

而这种病最残忍之处在于，
果宝儿会不受控制地自残、伤害自己，
即使痛得大叫，也无法停止。

果宝儿一周岁时我无意间发现，
他下嘴唇有红色痕迹，他竟然
咬破自己的下嘴唇。
从那以后，果宝儿的下嘴唇咬
了好、好了又咬，
后来他又开始咬自己的手，
或者把脱落的牙齿咬进牙龈里。

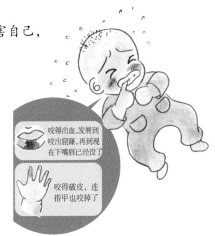

咬得出血，发展到咬出窟窿，再到现在下嘴唇已经没了

咬得破皮，连指甲也咬掉了

我们想了很多办法，
用小手绢包住冰棒棍放进果宝儿
嘴里，
把安抚奶嘴固定在他嘴里，
用支架绑住他的小胳膊防止手乱动，
给他戴上特制的"爱心小手套"……

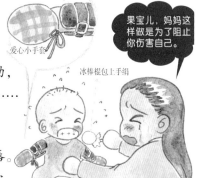

固定胳膊的支架

爱心小手套

冰棒棍包上手绢

果宝儿，妈妈这样做是为了阻止你伤害自己。

但这一切都没能阻止
他一次次咬掉自己的指甲和下嘴唇。
我只能做出一个残忍又无奈的决定：
把他完好的牙齿拔掉。

医生本不同意给这么小的孩子拔牙，
直到我给他看了这个病的资料……

拔牙的全程果宝儿一滴泪都没流，
只是一直在较劲，医生都说他脾气太大了，
我一直按着他，安抚他，
拔完牙才发现他的血都溅到我身上了。

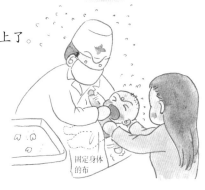

固定身体的布

拔牙后，果宝儿只剩四颗大牙了，
吃饭时经常是囫囵吞下。
但他依然会咬自己的口腔黏膜，
如果不制止，
他甚至会把自己的脸咬破个洞。

每次咬完自己，
他都是在全身用劲感受着疼，
他会叫，但不哭，
他会痛，但自己控制不了。

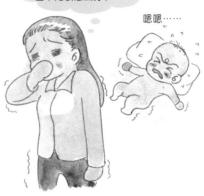

果宝儿，天天看着你这么难受，妈妈也受不了，但不知该怎么办？

嗯嗯……

果宝儿4岁的时候还是不会坐，不会站，不会走，
但终于会翻身了。
开心的时候会叫"爹"，
也能发出"姥"的音了。

每天，看着果宝儿躺在客厅的地垫上，
边玩边看动画片，不时露出可爱的笑脸，
我多希望能这样陪伴着他，
久一点，再久一点。

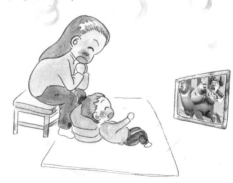

照顾果宝儿的这些年，
我和孩子都从没睡过一个好觉。
我自己的身体状况也越来越糟糕。

不过，去年果宝儿过生日的时候，
我还是带他出去旅游了，
想趁着还能抱得动他，带他出去看看。

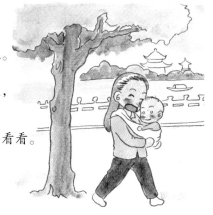

2018 年 3 月 30 日，"豌豆 Sir"
发布了以果宝儿故事为原型的 LNS 科普漫画。
当天，就有读者留言说自己孩子有相似的病症，
我们迅速建立了联系。
如今已在全国找到 90 多个病友家庭，
共同成立了国内第一个 LNS 病友组织——
"蚕宝儿 LNS 罕见病关爱之家"（简称"蚕宝儿"）。

现在，果宝儿不再孤单啦！
"蚕宝儿"的家长们献计献
策，相互慰藉：
"我们都是悲痛后的坚强，
都在为孩子争取一个更有
希望的未来！"

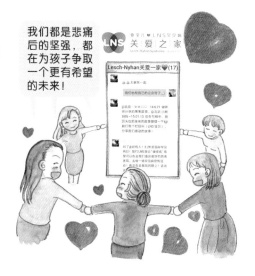

果宝儿最近两年出现了剪刀脚，

身体扭转，头后仰很厉害，

咬手的症状依旧频繁，还会经常吐舌头。

不过，曾经一度我还以为我的果宝儿撑

不过 10 岁呢，

可是如今，他撑过来了！

而且每天都笑得那么开心，

果然，爱笑的宝贝，运气不会差！

目前在特殊学校
里给果宝儿陪读

这些年来，"蚕宝儿"先后成立了
中国 LNS 诊疗与科研联盟和 LNS
科研小组，

为的是建立患者和医生沟通的
渠道，

并汇集患者信息为科研提供数据。

自己淋过雨，总想
为陷入同样痛苦
无助的人撑伞！

我也一直在"蚕宝儿"大家庭中做患者服务，贡献自己的力量，

我们相信，在大家的努力下，会有奇迹的，

会有有药可医的那一天的。

尾声

就像当初我给"蚕宝儿"设计的徽标和玩偶那样，

小小的蚕宝儿虽然被纱布包裹着身体，

但他们的背后有着蝴蝶一样美丽的翅膀！

总有一天，每一个蚕宝儿都将破茧成蝶，

飞向属于自己的那片天空……

扫码阅读更多科普知识

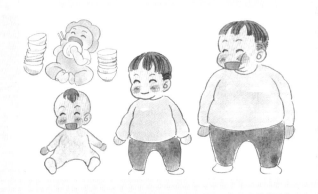

生而不凡：
能吃是福？小心带走宝贝的致命食欲！

引言

2 岁时，霖霖接近 40 斤，5 岁就达到 110 斤，
7 岁已接近 200 斤……
后来我才知道，面对小胖威利综合征，
其实有很多干预治疗手段，
例如从小注射生长激素等。
只是对霖霖来说，一切都太迟了。

我叫曲由，2009 年成为一位幸福的妈妈。
从春天的惊喜，产检时的紧张，
到 12 月底，终于迎来了粉嘟嘟
的霖霖，
但很快我们就发现了孩子的一些
异常。

他不吃不喝、不哭不闹，
抬不起头，只顾自己默默地睡觉。
医生检查后，怀疑是脑瘫，
我顿时五雷轰顶，
都不知道该如何面对。

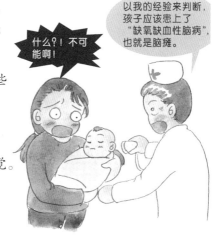

什么？！不可能啊！

以我的经验来判断，孩子应该患上了"缺氧缺血性脑病"，也就是脑瘫。

那时给他喂奶都很困难，
要拍打奶瓶底部，他才能喝到。

我们开始了漫长的求医之路，
从脑瘫、肌无力再到脊髓性肌萎缩，
都被一一怀疑过，再被排除。

六年后，我们才确诊是 Prader-
Willi 综合征，
俗称小胖威利综合征。

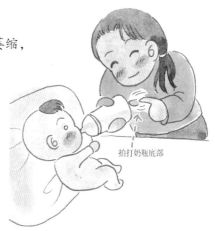

拍打奶瓶底部

从 7 个月开始，因为霖霖的肌肉没有力量，
我们就带他去做一系列康复锻炼：
运动疗法、电疗、高压氧疗、语言
训练……

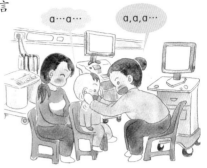

为了让他可以学说话，
老师一边按摩他的口腔，
一边教他发"a、o、e"的音，
教他运用舌头、口部肌肉等。
霖霖也很乖，努力地学习着……

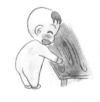

10个月抬头

这些训练逐渐有了效果，
霖霖虽然发育比同龄孩子稍慢一些，
但他的身体状况在逐渐变好。

1岁坐一会儿

10 个多月，他终于可以抬头，
1 岁时可以坐一会儿，
1 岁半，可以扶着站立，断断续续
学会发音，
2 岁多的他可以走路、与人交流，
3 岁的他走进幼儿园，
和别的小朋友好像没什么两样啦！

1岁半扶着站

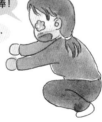

霖霖好棒！

妈…妈…

2岁走

我以为，最苦的日子终于过去了。
更欣慰的是，我发现，
霖霖是个特别自立的小家伙。

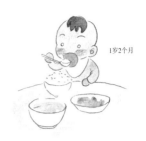

1岁2个月

也许和康复训练有关系，
从 1 岁 2 个月起，他就开始自己吃饭，
别的小朋友饭菜洒一地的情况，
他都不会发生。
1 岁半，刚学会站的他，就学着
独自洗澡，
我们为他准备好热水就行啦！

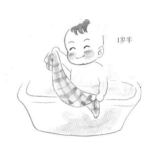

1岁半

后来，他上了幼儿园。
有一天放学回来，
我跟他认真地说，你现在是大男孩啦，
男孩子不能跟女孩子睡在一起。

从那一天起，3 岁多的他就开始自己睡觉。
从此都是一个人睡觉，从没闹过①。

霖霖，你现在是大男孩啦，男孩子不能和女孩子睡在一起。

3岁多

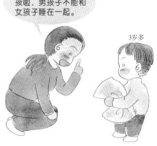

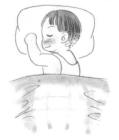

---

① 由于小胖威利综合征容易导致睡眠呼吸暂停，照顾患儿时不建议让其独自睡觉。此时这位妈妈因疾病未确诊尚不了解这一点。

每天早晨我出门工作的时候，
霖霖都会在客厅等着给我一个拥抱，
说"妈妈，早一点回来"。这让我
特别安心。

不知不觉，我发现，我已不再把
他当小孩子，
而是当成一个大男人去依赖。
虽然他才五六岁，时不时我就向他撒撒娇，
他也会在厨房切好水果，
在我最累的时候，端到我面前……

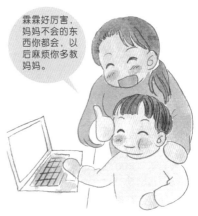

我们就像一对平等又亲密的朋友，
霖霖开起玩笑会叫我"姐"，我听着也很开心。
"姐姐"有时可比不上"弟弟"聪明，
他喜欢玩电脑、看电视，操作很娴熟，
我有时还得请教他呢！

似乎，渡过了出生后的难关，
三岁到五六岁，情况越来越好，
霖霖会这样平安快乐地长大。
只是这些年，还有一个问题，
一直困扰着我们，
那时我们还不知道，这才是最大
的隐患。

这个问题就是——不断地吃，不断长胖。

当初他很瘦，1 岁半开始发胖，
3 岁时肥胖越来越明显。
我们意识到情况有点不大对，
去医院也没检查出是什么问题。

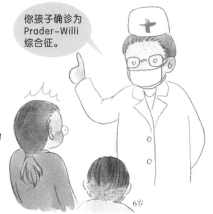

又经过漫长的误诊历程，
霖霖 6 岁左右时，在一位医生的
提示下，
我们通过基因检测才确诊了
Prader-Willi 综合征。

这种疾病除了让婴儿肌张力低下，
容易导致身体发育迟缓等，
还有一个最为明显的症状——没有饱腹感。

换句话说，他们会一直感觉饥饿，
吃多少都不够。
2 岁时，霖霖接近 40 斤，5 岁就
达到 110 斤，
7 岁已接近 200 斤。
过度肥胖，使他根本无力运动，
每天就是不停地吃，感冒灵都要
兑水喝掉……

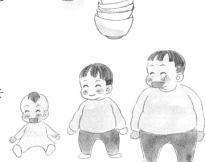

我既心疼，又无助，
只能眼睁睁地看着他的体重越来越
失去控制，
可怕的时刻总是那样突然，
6岁的一个清晨，霖霖昏倒，
他立刻被送进重症监护室（ICU），
我也收到病危通知书。
心惊胆战半个月，霖霖终于出院，
我和他做了约定，
我们要一起减肥。

然而，霖霖的情况却急转直下，
5个月后，他没能挺下去，离开了我，
变成了远离世间痛苦的天使。

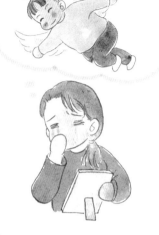

后来我才知道，面对小胖威利综合征，
其实有很多干预治疗手段，
例如从小注射生长激素等。
只是对霖霖来说，一切都太迟了。

而霖霖，这位给我切水果、开电视，
给我一次次拥抱的小男子汉，
让我每天都在心里默念，
如有来生，不，每一生每一世，
我都愿和你相伴走过。

如有来生，每一生每一世，我都愿和你相伴走过！

尾声

"小胖威利罕见病关爱中心"成立于 2017 年 3 月，

2016 年之前，小胖威利综合征的误诊率在 95% 以上，

这也意味着有相当多的孩子和霖霖一样变成了天使。

目前该关爱中心已经找到了 2000 多个孩子，

而国内"小胖"患者预估有 10 万。

希望有更多人一起帮"小胖"发声宣传，

帮助更多家庭少走弯路，

并在医疗、教育、心理、就业等方面给予患者及家庭

更多的支持和帮助！

扫码阅读更多科普知识

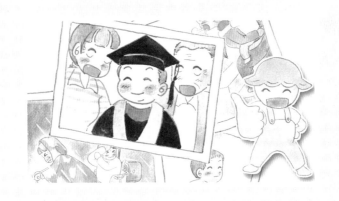

生而不凡：

至爱父母，伴我走进清华

引言

我叫陈斌，患有杜氏肌营养不良症（DMD），

12 岁起就坐上了轮椅，

清华大学博士毕业后，

成为一名高校心理教师。

从小到大的求学路上，

我收获了许多赞美和荣誉，

但我自己明白，陪伴我一路走来的爸妈，

才是付出最多、真正不凡的人！

我曾和其他小朋友一样，
拥有过无忧无虑、健康成长的童年。
但渐渐地，我变得很容易疲劳，
上楼梯特别费力，还常常摔倒。
7岁那年，我被确诊患有 DMD，
全身肌肉会逐渐丧失力量。
那时我想，只要足够努力，就能
战胜疾病！
我每天坚持锻炼、跑步、骑自行车，
期待着身体好起来的那一天。

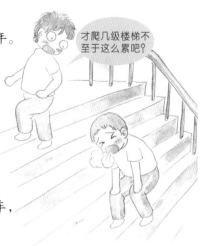

我们一家也开始了走遍全国的求医历程，
记得北京一家医院声称能治我的病，
我们去过4次，每次都在不麻醉状态下，
四肢和躯干被扎了300多针！
那份货真价实的"刺骨"疼痛，
现在想起来还心有余悸。

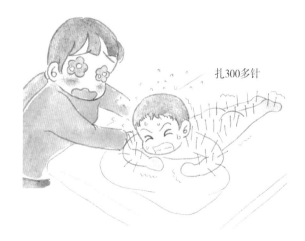

扎300多针

可我还是在 12 岁时彻底无法行走，
我的手也渐渐无力，无法拿起重物，
日常的穿衣、洗脸、吃饭，
都需要家人的协助才能完成。
我一度自暴自弃，觉得自己就是命运的弃儿。

幸运的是，爸妈没有放弃我，
常常拿霍金的故事鼓励我，妈妈说：
"儿子，你不用害怕，
只要你还想上学，我就会背你上学，
为你保驾护航！"

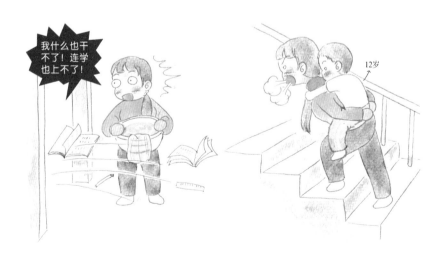

10 余年来，妈妈做到了承诺的
一切：
从我 12 岁开始背起我。
我家住在没有电梯的五楼，
夏天，她的衣服很快就被汗水
浸透；
冬天，无论天气多寒冷，
她只能穿一两件单衣，
因为穿多了，背不动我。
后来，她习惯随身带个小板凳，
累了就中途休息一下，
但从没有任何抱怨。

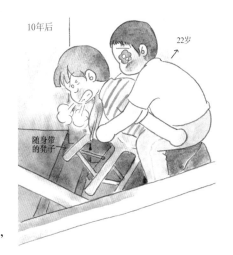

原本，妈妈是用一辆自行车接送我。
初二的一天，妈妈载着我快到学校时，
突然一辆自行车从斜后侧插了过来，
"咣"地一声，
我被撞倒在地，腿骨折了。
不过，这飞来横祸却让我感受到
更多的爱：
住院期间，妈妈每天无微不至地
照料我，
爸爸忙完工作会第一时间来陪我，
班主任不时来给我补课，
同学们每周都会来看望我。

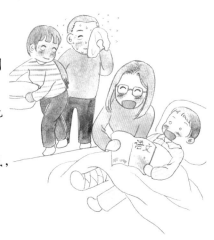

出院后，老爸改装了一辆三轮车，
这下我们出行就方便多了。
只是遇到阴雨天气，依然很麻烦，
虽然细心的老爸给三轮安了雨伞，
但雨稍微大一些，
我们母子俩还是会被淋透。

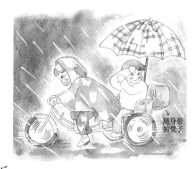

随身带
的凳子

遇到这种情况，妈妈把我背到教室后，
会立即回到家里，拿干衣服给我换上。
就这样，一年四季，风雨无阻，
我在妈妈的背上，
从中学走进了中山大学、清华大学。

从中学到大学，我一直被温暖包围着。
高二时，学校特意把我所在的教室
调整到二楼楼梯口，
还腾出一个房间作为我中午的
休息室。

高考后，我如愿考入中山大学
心理学系，
来到大学，为了方便妈妈照料我，
学校安排了一间宿舍给我们母子俩。
这间宿舍，既有和母亲相伴的暖心回忆，
也有和同学们欢聚开怀的快乐时光……

可爱的同学，贴心的老师，
让我很快就融入大学班集体。
大一时，我参加了系辩论队来
丰富课余生活，
每周三次的训练，从不缺席。

当然，学习更不能丢，
我保持着一直以来的专注认真，
以总评排名专业第一的成绩，
通过保研考试，成为清华大学的直博生，
就读心理学系（现为心理与认知科学系）。

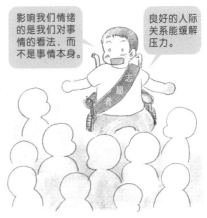

收获众多关心，我努力用行动回报。
爱好并学习心理学的我，
一直想让更多人真正了解它，
系里的"心理学走进中学"公益活动，
我一听说就积极报名啦！

多年来想要回报社会的愿望，
让我对公益活动越发热爱。
大学期间，我多次参与公益活动，
活跃于中学、社区、医院等场所，
传播心理学，解答生活困惑，
大家好奇、兴奋的眼神，
是我最开心的大学回忆之一。

清华大学同样对残障学生很友好，
也给我们母子安排了一间宿舍。
妈妈和我一起"读博"——操作
脑波实验，
给志愿者戴"头盔"等，可少
不了她！
平时我会在寝室读书、写论文，
她就去逛逛校园、准备饭菜，
清华园里，我有一个温馨的家。

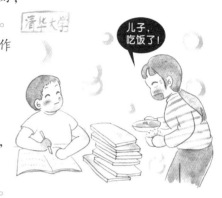

在清华园的岁月，有一份很欣慰的回忆。
我曾任清华大学学生无障碍发展研究协会会长，
母亲背我上学的艰辛，是我刻骨铭心的无奈。
我深知，还有很多残障伙伴，
因为无障碍设施不完善，难以求学、自立。
我作为核心成员参与了多项无障碍公益活动，
例如发布《"一带一路"通用无障碍发展倡议》，
希望今后残障孩子的父母，
可以少一点心酸，多一些笑容。

博士毕业后，我回到家乡，
成为一名高校心理学教师。
除了教学和研究，还负责心理咨询、辅导，
并成立了工作室，运用积极心理学理论，
让更多人拥有健康心态，活出蓬勃人生。

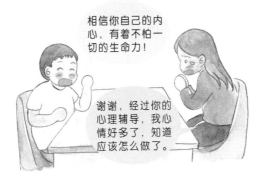

尾声

告别清华园，我们三口之家又团聚了。
爸爸总是说，这些年妈妈陪着我付出太多，
现在照顾我的任务，他要多分担一些。
一家人其乐融融地生活，正书写新的故事。

爱，能够扫除障碍，创造奇迹。
我坚信，不只是我的故事，
每个人的人生，都在诠释着这一点；
每个人的内心，也都有强大的生命力。
一时的乌云或许能遮住阳光，
但彼此的守护相助，
一定能唤起内心的力量，克服阻碍，
让生命之花美丽绽放！

扫码阅读更多科普知识

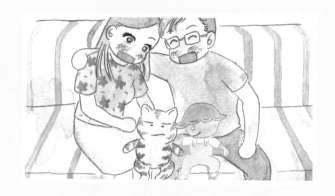

生而不凡：

如果我活不过 30 岁，
你还会爱我吗？

引言

每一段相遇相爱的缘分，都很美好，
但把缘分坚持下去，并不容易。
如果你恰好需要一些信心或勇气，
也许这个故事会给你力量。

从小我就是个喜欢小动物的女孩儿，
朋友说我声音软软的，所以就叫我"喵喵"，
我的头像也喜欢用喵星人。

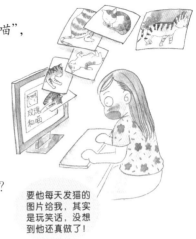

2014 年年初，因为一次斗气，
我在一个相亲网站上注册了账号。
一个叫"玫瑰和喵"的男生加我，头像
也是猫咪。
我有点奇怪，怎么有男生那么喜欢猫啊？
于是就随便提了一个有点任性的要求，
没想到……

要他每天发猫的
图片给我，其实
是玩笑话，没想
到他还真做了！

我是一个漂在广州的程序员，
从小就喜欢猫，头像也是小猫。
那年在相亲网站上遇到她，
她漂亮可爱，而且我们都
喜欢猫咪，
感觉一份美好的缘分在向我招手呢！

她让我每天发猫的图片，小意思！
公司附近有些流浪猫，
我就天天拍照发给她，
对她的感情，也越来越深……

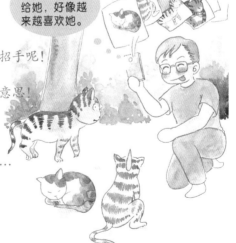

我天天拍照发
给她，好像越
来越喜欢她。

巧的是，我和他在一个网校学习，
他跟着我加入了美食社。
我负责的工作，他有求必应，
追我追得越发明目张胆啦！

我说，我不喜欢玫瑰，喜欢牡丹，
他就买了牡丹种子来种，没活……

我听说，有一款小熊夹心饼干，
在盒子里摇啊摇可以摇成一个"球"，
他就用力地摇了两小时……

社团活动他帮我策划"照片墙"，获赞无数！
但我一直告诉自己，不能答应他，
因为我有一个秘密，一定会把他吓跑。

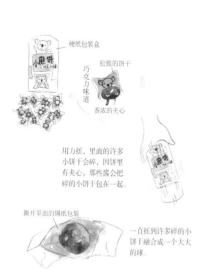

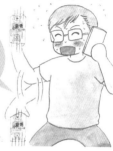

我每天在 QQ 里给她发早安，
不知为什么，她好像有点躲避我的感情，
但我们做朋友的这些日子不是很开心吗?
怎么回事呢? 不管了，直接表白吧!

我预设了许多她可能拒绝我的理由。
谁知，她突然冒出一句:
"如果我活不过 30 岁，你还会爱我吗?"
听她的语气，不像是开玩笑。
没等我反应过来，她挂了电话，
还删掉了 QQ、微信等一切联系方式。

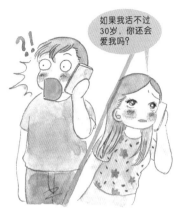

是的，4 岁起我开始常常跌倒，
长期都是走路不稳、上楼梯困难的状态。
我一直四处求医却无法确诊，
直到在电视上看到一种病的症状和我的
很相似，
说是得了这种病活不过 30 岁。

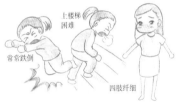

我彻底删掉他的联系方式后，
他用 QQ、微信小号加我，我都没理。
直到一个共同朋友说的话，让我至今
难忘。

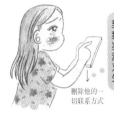

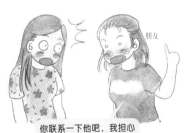

她想从我的世界消失，
但我认真地喜欢她那么久了，
怎么可能就此放弃？

我发疯似地到处找她，
联系不上她，就托朋友带话，
终于她加回了我。

我很感动地答应了他，
十多天后他来找我，这是我们第一次见面。
他带来一对猫头、猫尾巴的戒指，
真的是个很用心的男朋友！

但我总觉得我们没有未来，
无法确诊的病是笼罩着我们感情的巨大阴影。
我对他说，如果我们在一起三年还没结果，
就分手。

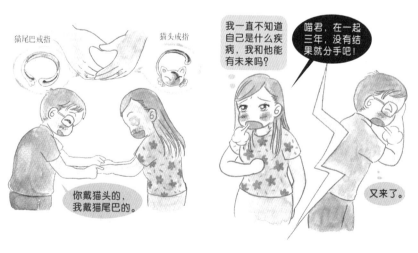

我觉得她的病始终需要一个确诊，
原先她一个人看病不方便，现在有我呀！
在广州一家大医院，
张教授一看她的情况就说，
应该是腓骨肌萎缩症（CMT）。

可能导致 CMT 的 83 个基因[①]，她全查了一遍，
居然都正常！张教授也迷茫了……
后来她又检测了全部的 20000 多个基因，
依然正常！

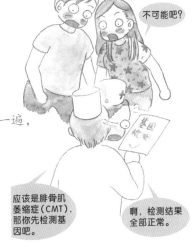

不可能吧？

应该是腓骨肌萎缩症（CMT），那你先检测基因吧。

啊，检测结果全部正常。

万万没想到，我的确诊之路这么艰难——
我们刚开始恋爱时就去医院问诊，
但一直到结婚后的第二天，
我才拿到不是"疑似""怀疑"
而是"确确实实"的确诊报告。
此时，距离发病整整 24 年。

对，三年之约，我们结婚了。
他鼓起勇气向家人坦白，起初他的父母很反对；
后来在他的坚持下，才渐渐默许了我们的感情。

太好了！终于确诊啦！是隐性，你未携带，孩子不会有问题的。

新婚伴着确诊报告一起到来，就是 CMT；
基本不影响寿命，"活不到 30 岁"纯属多虑。
最欣慰的是，我的致病基因是隐性遗传的，
他未携带，所以孩子将来不会有问题！
新婚的我，顿时百感交集……

———————————

① 截至 2018 年 8 月。

我俩的生活丰富多彩，

她喜欢旅游，我们去过越南、泰国……

在泰国我背起她过天桥，

一个当地小哥就默默地帮着拎行李，

这样的温暖记忆，很多很多。

她还成了一位美食达人。

我原以为，婚后肯定是我做饭给她吃，

但她好像偏要证明自己，

哪怕有时拿不稳刀切到手，不顾我心疼也

要亲自下厨。

她拿手的菜品越来越多，做的菜越来越好吃，

现在，她可以做一个月菜不重样哦！

太幸福啦……

泰国

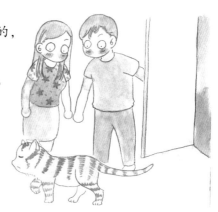

新婚不久，腊月二十八那天，

我们听到门外有猫叫，

打开门，然后——

猫猫就大摇大摆，像个大爷似的，

旁若无人地走了进来！

我们在楼里贴告示，无人认领。

接下来过年要回老家，

备好猫粮猫砂，让它可以自由

出入，

它会留下来吗？

七天后我和她回家，猫猫果然不在，
我们有些失望，但也不意外。
嘿，没多久它又大摇大摆地从阳台进来了！
就这样，我们家多了一位新成员。
我们就叫它——猫大爷！

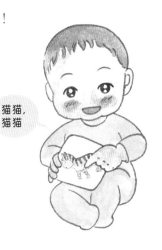

猫猫，
猫猫

2022 年，我们有了一个宝宝，
圆溜溜的大眼睛像喵君，
甜甜的笑颜像喵喵，
肉乎乎的小脸蛋像猫大爷！
他爱吃、爱笑，也爱猫猫！
你看，他正拿着猫猫卡片，
指着这个像猫大爷的胖橘跟你介绍呢！

尾声

"我是喵喵，有个快乐的三喵小窝！还是千里行 CMT 互助之家的
志愿者！"
"我是喵君，工作繁忙却很知足，因为只要想到喵喵、儿子和猫大爷，
就会很安心！"
我们想告诉每一对有情人，
可能你们也曾"看不到未来"，
但是不要放弃，一起面对坎坷，
一定会苦尽甘来，拥有我们这般平凡的小幸福。

扫码阅读更多科普知识

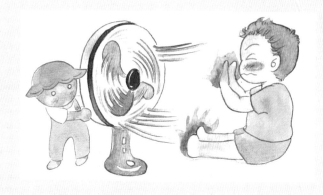

生而不凡：

离得了婚，离不了你

引言

一个人如果无法出汗，
会是怎样的煎熬？
什么样的怪病，
会让人莫名地手脚剧痛？

我的丈夫，更准确地说是我的前夫，
我喜欢叫他"大头"，
小时候就遭遇了这些奇怪的症状，
一直无法确诊。
儿时的他还不知道，
这只是一生苦痛的开始。

听大头讲，6岁起他就常常手脚疼痛，
身体还无法出汗，
天气热或气候变化，最容易诱发疼痛，
手指、脚趾、脚底板像火烧一样，
有时要脱掉鞋袜，用风扇吹脚。

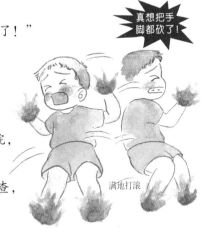

痛得受不了！

6岁

最严重的情况发生在他的青春期——
烧灼感的肢体末端疼痛常常发作，
疼得他满地打滚，"真想把手脚都砍了！"
无汗症也难受得要命，
夏天对他来说简直是地狱，
只好经常泡在水缸里。

真想把手脚都砍了！

满地打滚

更痛苦的是，家人带他辗转多家医院，
一直无法确诊是什么病——
磁共振、CT、骨髓穿刺等几十项检查，
专家会诊，连心理测试都做了。
最后，一家大医院的医生居然说，

小孩没问题，"病是装的"。
大头有苦难言，最起码，
每次疼痛时的发烧，可以测得出呀！

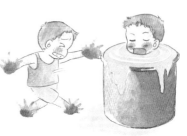

随着年龄增长，过了青春期，
这种疼痛也莫名地缓解了许多，不常发作。
虽然还是出不了汗，夏天难受，
手脚还长了些细密的血管角化瘤，
但总算不影响大头的日常生活。

也是这场怪病，让他立志学医——
别的医生查不出来，那就自己找出真相！
后来，他如愿成为一名医生，
虽然还做不到给自己治病，
但还真的找出了罪魁祸首。

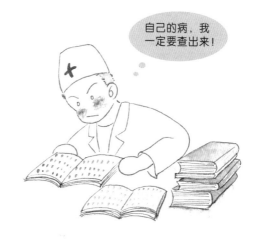

那时我和大头刚结婚不久，
他在医学报刊上看到一则报道：
《国内发现首例法布雷病》。
报道中的患者手脚痛、不出汗，和自己的症状一样呀！

2005 年，大头来到北京就医，
困扰多年的谜团终于解开了——
正是法布雷病（Fabry disease）。
这种病会造成肾、心脏、脑等多器官病变，
直至危及生命。
我们这对牵手不久的小夫妻，
就像小船刚出海就接到了预警，
未来全程将是惊涛骇浪。
大头和我的家人都提出——离婚吧！

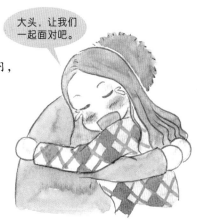

但我没有同意。
我在网上查了很多资料，
国外已经有药，当时还没进入国内，
但只要用上这种酶替代疗法，
就能让大头摆脱病痛折磨。
"我会和你一起等待希望！"

91

之后的六七年，他身体还好，
我们过着平静而幸福的小日子。
2012年开始，我发现一个信号——
大头慢慢变"懒"了，
总不愿意出门，二楼都不想上，
身体出现种种不适，却不愿就医。
而且他脾气变得很差，总是无故和
我吵架，
我一肚子委屈又不好发泄，
只能时常独自望着窗外发呆、落泪。

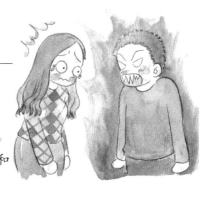

两年之后，他才告诉我，
那时他希望用这种方式，逼我离开他。
我很清楚为什么——
治疗法布雷病的酶替代疗法需要终生维持，
每年的费用上百万元；
当时药没有进入国内，更没有进入
医保，
所以，对我们来说，这无异于
不治之症。
可我又怎能丢下他呢？
这个"傻"大头！

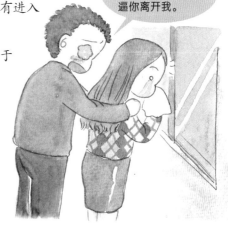

对不起，是我不好，
其实以前凶你是想
逼你离开我。

真正的惊涛骇浪，一来就令我猝不及防——
2014 年 4 月，大头突然双耳失聪，
住院后发现竟已是尿毒症晚期，
只得开始透析治疗，
医院发了多次病危通知书，
因为种种原因，我们在年底离婚了。
实际上，我并没有离开大头，
还会在需要时回到他身边，
照顾他，送他去医院。

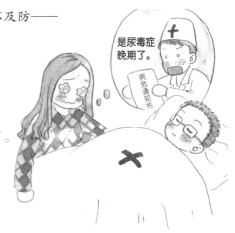

2015 年年底，大头因脑干出血进了 ICU，
医生半夜两点打电话告知我情况，
当时我还在外地出差。
赶回来的路上，我流着泪心里默念道：
大头你说过，见不到我不会闭眼的，
你要遵守自己的承诺，等我。

到了医院，他家人进去了，我没进去。
也许在外人看来，我是前妻，不进也
正常，
而我心里想的却是——
不让大头见到我，这样他就不会闭眼。
幸亏，老天爷眷顾他，
最后他与死神擦肩而过，渡过了这次
危险。

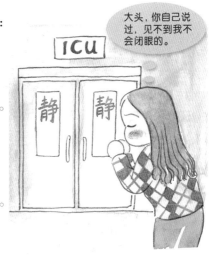

大头那两年的生活质量很差，
很多东西不能吃，也不敢喝水；
他几乎是要么在本市住院，
要么就在去省城医院的路上。
今天不知道能不能挺到明天。

直到 2016 年 6 月，他等到肾源，
成功换肾，一切有了转机！
他摆脱了长期住院的境况，生活可以自理，
之后我们每月去武汉复查，
都会走一走、玩一玩，品尝各种美食，
尽情享受着当下生活。

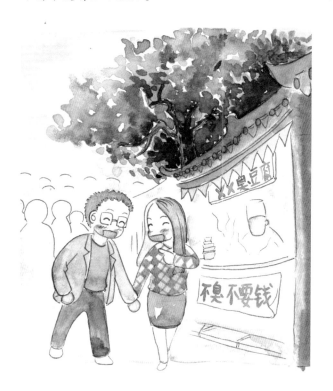

我们珍惜着暴风雨后的平静——
每天大头自己买好菜、做好饭等我回家，
我可以按时上下班，
有空还能去健身、跳舞。

没想到，2017 年大头心脏又不行了。
身为医生的大头告诉我，
他随时有可能心脏停止跳动，
要我学习心脏复苏术。
我心里害怕极了，
每晚睡前、半夜醒来，都会去看他是否有呼吸。
2018 年 4 月，他成功植入心脏起搏器，
又一段担惊受怕的日子结束啦！

> 还好，他有呼吸。

经历人生的一次次风雨，
曾经不敢企及的梦想，
真的如彩虹般到来了——
大头的"救命药"，酶替代治疗药物，
不但有两款在国内上市，
有一款还进入了国家医保。
现在，大头终于可以用药了！
可惜他的多器官已经严重受损。
定期复查、按时用药，
日常生活中，他的身体状态比较平稳。

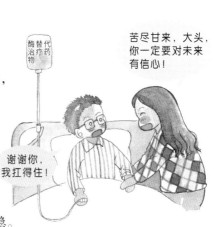

> 苦尽甘来，大头，你一定要对未来有信心！

> 谢谢你，我扛得住！

> 酶替代治疗药物

尾声

大头，我想对你说：

你不能太依赖我哦！

一定要自己照顾好自己，

让我们这十年挺过风风雨雨的坚持，

为彼此带来平安幸福的后半生！

扫码阅读更多科普知识

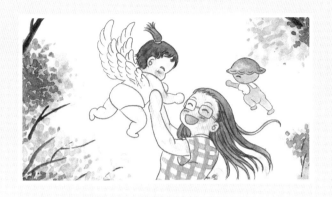

生而不凡:
五年努力，我的天使重回人间

引言

有一群孩子生来就是"天使"，
总是笑盈盈的，一脸阳光，
他们是 Angelman 综合征的宝宝。
而我们主人公的目标是，
把自己的天使"接回人间"。

2011 年，我的畅雨来到世间。
欣喜之余，我发现她与别的宝宝不一样：
不会吸奶、吞咽，更可怕的是不睡觉。
出生后的第一年，我清楚地记得，
她只有一天连续睡过 5 小时，
大多时间在哭闹，哭到上不来气，
软软的身体总是呈一个 C 形。
医生觉得没问题，只是说"小儿难养"。

后脑勺快挨上小脚丫了

一周岁的她，去医院进行常规智力测试，
发现只达到 10 个半月的水平，
主任检查后建议去儿童医院就诊。
经过几次检查，医生说畅雨是"发育落后"。
我不相信，把儿科医生的号挂了一个遍，
基本都是这个结论，却说不出原因。

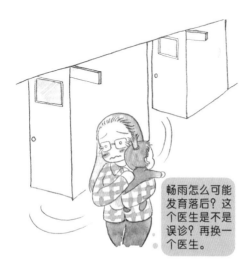

畅雨怎么可能发育落后？这个医生是不是误诊？再换一个医生。

千辛万苦，终于抢到一位知名专家的号，
她说孩子的症状很像 Angelman^① 综合征，先做康复吧。
当时，我不知道这意味着什么，
只是觉得，这个病的名字还挺好听的。
后来，畅雨经过国内外专家会诊和基因
检测，确诊为 Angelman 综合征，
肌张力、语言、智力发育都将有障碍。
2012 年 8 月 3 日，我永远忘不了这一天，
心碎的我带畅雨第一次来到康复机构，
下定决心，会和畅雨一起努力！

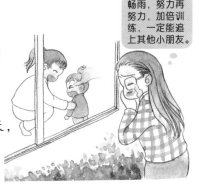

畅雨，努力再努力，加倍训练，一定能追上其他小朋友。

我们一周要去三家康复机构。
那两年，我的一天只能这么度过：
畅雨还是不爱睡觉，我必须"值夜班"；
6 点半，畅雨可能刚睡着，
我和我妈妈就要轻轻抱着她下楼，
在去康复医院的车上喂她吃早餐；
8 点到 12 点，做完一种康复，
马上换个房间做另一种；
下午再去另一家康复机构。
回到家，整晚哄畅雨睡觉，
不知不觉，天就亮了……
让我续命的，全靠早晚两杯咖啡。
整整两年，一天没有间断，

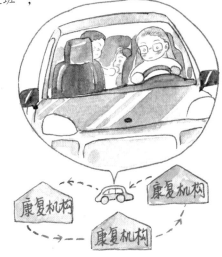

康复机构 康复机构 康复机构

—————
① Angel 意为天使。

有时上海下大暴雨，康复师都知道，
别人可能来不了，畅雨一定会来！

Angelman 综合征的宝宝特别爱笑，
还有一点非常突出——敏感、胆小，
发现有人在看自己，可能就会大哭。
非常不愿戴帽子、穿袜子、穿鞋，
一切皮肤接触，他们都很抗拒。
他们一旦哭起来，
就会哭到背过气去、嘴唇乌紫。
我曾听病友家长说，
每天光给孩子穿袜子就穿了 100 多次，
我一笑，说不定你还说少啦！

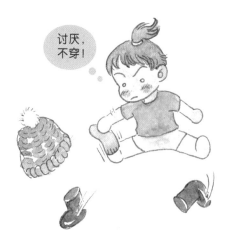

我立了一个小目标：让畅雨"脱敏"。

水、梳子、大米、绿豆都成了我的好帮手！

用大米、绿豆等小颗粒（以免意外），

给畅雨温柔地"洗澡"；

每天梳头三百下，

夏天用温水与热水交替浇头、用浴花摩挲身体。

后来，畅雨再不抵触戴帽子、穿鞋袜，

这位小"天使"终于不那么"高冷"啦！

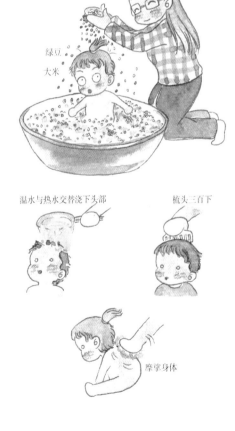

绿豆 大米

温水与热水交替浇下头部　　　梳头三百下

摩挲身体

畅雨刚学会走路时，如果你说要抱抱她，
她会吓得"咣当"往后一倒，
特别害怕。
我不得不提醒身边人，千万别说
抱她。
有位康复师是个年轻小伙子，
一天，他也没跟畅雨打招呼，
给她来了个"突然袭击"！
畅雨被弄蒙了，都忘了哭闹，
哈，原来用这招让她脱敏，还挺有效！

康复师

快速抱起

快速放下

"天使"宝宝虽然无法用语言表达，
但其实有语言理解力，只要你耐心沟通。
我的办法是简化指令，
先教畅雨懂一个字："不"，
再懂两个字："拿来""给我"，
再懂三个字："不可以""快睡觉"；
再慢慢能够理解一句话，
比如让她去取一个物品。
后来，她能顺利"完成任务"啦！

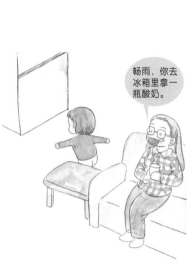

畅雨，你去
冰箱里拿一
瓶酸奶。

我还会带畅雨去看电影，
里面各种响声挺热闹，
能训练畅雨对嘈杂环境的适应力，
这些年上映的大片，她看了不少呢！
有的病友连吹风机的声音都害怕，
对畅雨来说，
外出旅游，坐火车飞机，都没问题！

对我来说，带她出门，
要克服的是"病耻心"。
起初我也不愿让外人知道孩子的情况，
后来我意识到，畅雨自己并没有错，
也和别人无关，外人凭什么瞧不起她？
而且，畅雨是个很优秀的宝宝，
从 13 个月起，超大强度的康复训练，
这么多年，她一直坚持了下来！
我不再逃避，越来越喜欢带畅雨出门。
孩子的尊严，是家长给的。
如果有人盯着她看，我会微笑着说，
"你今天很幸运哦……"

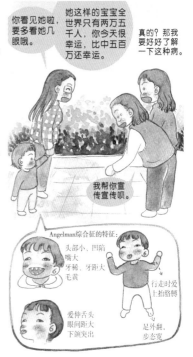

2017 年 6 月 11 日，又是难忘的一天，
畅雨"上学"啦，还是寄宿制呢！
进入了专门性的康复教育机构，
达成了我希望她"融入集体"的目标。
她有着自主意识，能独立吃饭、睡觉，
行动自如，能理解他人指令，
身为"天使"的畅雨，拼搏了五年，
一步步拥有了人世间的"平凡"。

潜能开发中心

因新冠疫情等一系列因素，
学校后来停课，畅雨回到家中。
至今，她每天生活依然非常规律：
早晨六点钟准时起床，去户外散步；
上午给自己"制订"训练计划，
串珠子、做智力拼图等，
至少一小时，雷打不动；
下午吃点水果，再出门逛逛；
晚上看综艺节目，
是她最开心的时刻！

珠子
绳子

认真的样子
好感人！

尾声

我发起了患者组织"天使综合征之家"，
畅雨这期暖心科普漫画故事于 2018 年发布，
竟有意外之喜——病友家长们深受激励。
此前，他们也曾想对外人宣传，
但这个病的原因、症状太难解释，
如今有需要时，让对方看看这期漫画，
畅雨的成长之路，就延伸进了对方心中。
越来越多的病友家长愿意站出来，
让身边的大众了解、接纳我们的孩子。
愿未来有更多"天使"，能够"重回人间"！

扫码阅读更多科普知识

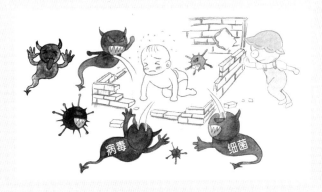

生而不凡:
肺炎鼻炎反复发作?
折磨孩子的竟是这种病

引言

许多新手妈妈可能有过这种遭遇:
孩子总是反复感染各种炎症,
肺炎、气管炎、鼻炎、中耳炎……

如果这些"小病"来得太过频繁,
家长们可不能掉以轻心,
也许"免疫缺陷"这个大 boss[①]
正在悄悄吞噬孩子的健康……

————————————

① 在网络游戏中,boss 往往指较难打败的关键角色。

30 岁前，我的人生可谓一帆风顺。
没想到，诞育宝宝却历经十年波折——
前六次均遇意外，流产、宫外孕……
第七次，皓皓才终于平安降临，
小家伙出生时 5 斤 9 两，
医生给打了 10 分，
我无比珍惜他的到来。

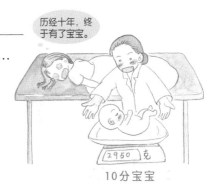

10分宝宝

皓皓一个半月时，有轻微咳嗽、不发烧。
医生听诊后，认为并无大碍，
但我坚持要拍个胸片。
事实证明我的小心是对的，他得了
肺炎。
我严格遵从医嘱，皓皓一周多就
康复了。
尽管如此，正值月嫂离开，
身为"新手妈妈"，我很自责。

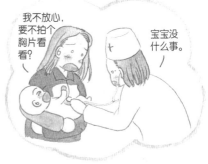

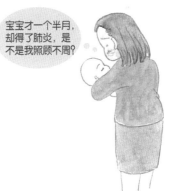

皓皓从半岁起，各类感染就越来越多。
就好像一群藏了半年的小妖怪突然
现身，
纠缠上了可怜的皓皓。
喉炎发作，我们半夜去医院急诊，
医生说这次很凶险，
万一堵住呼吸道，后果不堪设想。
喉炎才好，又来鼻炎、气管炎、
中耳炎……
半年里，我们几乎每个星期都去医院，
口服抗生素还不够，必须输液。

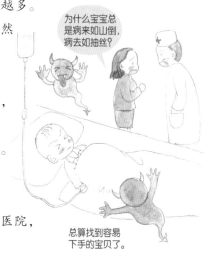

为什么宝宝总是病来如山倒，病去如抽丝？

总算找到容易下手的宝贝了。

为什么皓皓总是在生病呢？
我担心，是不是有什么大病没
被发现？
我爸说我多虑了，同事则安慰我，
这是孩子建立免疫体系的过程。
还有更离谱的一些声音……
但没有人想到过皓皓需要全面
检查。

编者注：如果孩子频繁出现感染症状，
应及时就医，排查免疫缺陷的可能
性，切勿不加重视或迷信"偏方"。

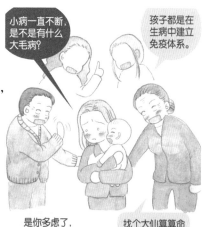

小病一直不断，是不是有什么大毛病？

孩子都是在生病中建立免疫体系。

是你多虑了，纯属臆想。

找个大仙算算命吧？或者试试偏方？我给你介绍神医，很管用。

我和皓皓又痛苦地度过了半年，
他是身体上病痛不断，
我则是内心饱受煎熬。
突然有一次，皓皓喷射状呕吐、水样腹泻，
我注意到呕吐物中夹杂着血丝，
意识到他的病并不寻常。

万幸的是，那一次我们去儿科的同时，
想到皓皓那弱到可怜的免疫力，
我又给他挂了免疫科的专家号，
检验报告结果让我们无比震惊——
他的免疫力不是弱，而是几乎没有！
我瘫坐一团，听医生讲解病情。

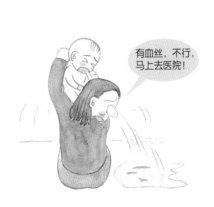

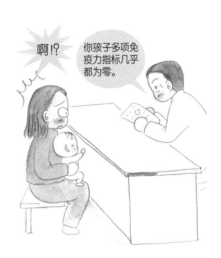

经基因检测确诊，皓皓得的病是
X连锁无丙种球蛋白血症（XLA），
属于原发性免疫缺陷病（PID）的一种。
因为免疫功能的缺失，
皓皓面对细菌和病毒没有任何抵抗力，
各种感染都可以轻易击垮他。
如果不及早确诊或及时治疗，
反复的严重感染会危及生命。

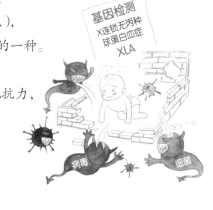

那时，我常常想找个角落独自大哭一场。
好在医生给予我们许多帮助和安慰，
了解了病因，我慢慢接受了现实。
如今治疗手段比较明确：
定期输注丙种球蛋白就能获得免疫抗体。
幸运的是，皓皓确诊得比较早，
有的患者可能经过了几年，
甚至十几年才有机会确诊。
没有及早确诊的患者，常常患有
各种并发症，
如关节炎、肝脾大、支气管扩张等，
给身体造成了许多不可逆的损伤。

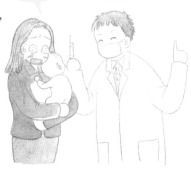

医生介绍我加入了 PID 患者群，我这才了解到，
原发性免疫缺陷病是一类先天性免疫缺陷疾病
的统称，
截至 2022 年，其病种共分为十大类，
包含近 500 种疾病，
共同特点是反复、严重、持久的感染，
包括上下呼吸道感染、鼻窦炎、中耳炎，
反复腹泻、反复皮肤组织感染、关节炎，
导致肝脾大、败血症、生长发育落后……
相比之下，皓皓已是症状较轻、预后较好的。

病痛的折磨从未影响皓皓的成长，
他活泼、开朗、热心，爱好广泛，
在学校总是抢着干活，
是小区人见人爱的阳光少年。
静能侍弄花花草草，让家里变成小花园；
动则驰骋篮球赛场，自在挥洒青春。
弹吉他、做化学实验、拍视频记录生活……
皓皓很喜欢姚明，渴望像大姚一样，
不断突破自我，勇敢追逐梦想。

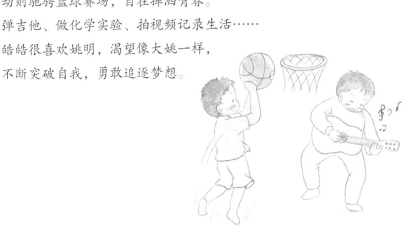

如今，他已长成将近 1.8 米的大男孩，
中考在即，学业压力陡增。

虽然偶尔也会自弹自唱调节一下心情，
但更多的是埋头苦读，不时熬夜奋战。
我很心疼他，好在他身体状态保持得
不错。

皓皓觉得自己和同学们没有什么不同，
只不过每隔三周要去医院输一种
"营养液"。

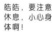
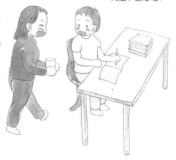

皓皓赖以获得免疫力的"营养液"——
人免疫球蛋白，费用并不便宜，
用量与体重及病情相关，从幼儿到成人，
一年支出在几万到十几万元不等。
虽然它被纳入了国家医保目录，
但由于 PID 病种繁多，仍有不少省市，
因疾病名称与医保目录所限制的病种名称不同，
有些患者享受不到应有的报销标准；
人免疫球蛋白是血液制品，产量有限，
近几年来一直面临供应严重不足的
困境。

这些因素让许多患者用药得不到保障，
病友家庭经常深陷焦虑。
人免疫球蛋白是 PID 患者终身必需用药，
没有其他药物可以替代。

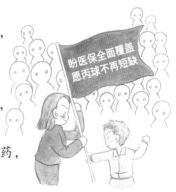

尾声

希望政府、医院、医生、药企等相关方，

与广大公众共同关注、了解原发性免疫缺陷病，

让数以百万计的潜在患者们，

有机会早日确诊，早日得到正确治疗。

只有这样，他们才能有机会像皓皓一样，

正常学习、工作和生活，

拥有多姿多彩的人生，为社会贡献力量！

扫码阅读更多科普知识

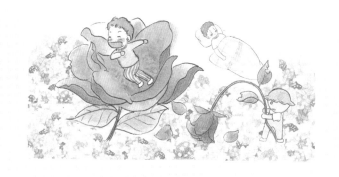

生而不凡:
十岁的生命之花不该这样凋零

引言

有一种罕见病，犹如开盲盒——

何时发病？皆有可能。

首发症状？多种多样。

进展快慢？难以预料。

病症轻重？因人而异。

今天故事的主人公是一名 10 岁的男孩，

他不幸罹患了这种病最严重的亚型。

含苞待放的花朵，在最亲爱的妈妈面前，

一点一滴、一分一秒枯萎凋零。

2018 年年初，湖南下了一场大雪，
我不到 6 岁的儿子睿晗不小心摔了一跤。
当时我正在外地出差，与他视频聊天的时候，
发现他的一只眼睛有点偏斜。

看片子没问题，孩子小，可能是感冒引起吧。

真的吗？

回家后，我带他去医院做检查，
头颅磁共振检查显示髓鞘有问题，
但医生说孩子还小，这可能是感冒引起的。
其他检查结果看上去还好，
让我半年后再来复查一次，
我悬着的心也就放下了。

2018 年 3 月，我开始带孩子去看眼睛，
预约了双眼斜视手术。
进手术室前，睿晗回头看了我一眼，
说："妈妈你要等我。"

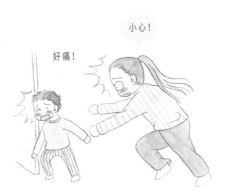

小心！

好痛！

手术后，情况反而更严重了。
本来他还能蹦蹦跳跳地往楼上跑。
出院后，走路就开始撞门，
但医生说这是处在恢复期的原因，
于是我每周都带着他做康复训练。

2018 年 6 月，有次出差途中，
我总觉得会有什么事情发生，
决定提前一天回家。
现在想来，可能是母子连心吧。

一回家就看到睿晗发烧躺在床上，
懂事的他不想给外婆添麻烦，
就自己给头和脚上敷了一块毛巾。

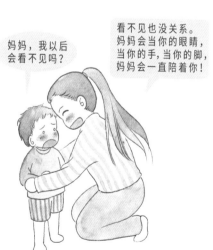

我立刻带着他去医院查了血常规。
医生说无大碍，只是有点感冒。
但第二天早上 5 点多，
我第一次看到睿晗癫痫发作。
于是医生怀疑是线粒体肌病，
建议做基因检测。

等待结果期间，
我拿着磁共振检查报告跑了
很多家医院。
和医生的谈话被睿晗听见了，
有一天，他忽然问我——

后来，睿晗视力不太好了。

但，他还能听见，

我就一直和他说话，让他继续感受四季变化。

有时候听着窗外小鸟叽叽喳喳地叫，

他的眼睛也会跟着一眨一眨，

对我来说这就很欣慰了。

我还带睿晗去看了大海。

那时他已看不清，也没法自己走路。

但我还是牵着他的手，

去爬了附近最高的山。

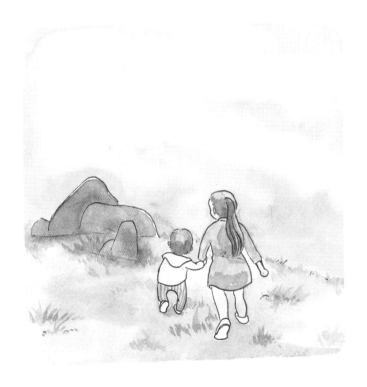

等我们拿到基因检测报告的时候，
睿晗已经大小便失禁，不会说话了。

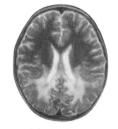

基因报告确诊了睿晗所患的疾病叫作
肾上腺脑白质营养不良，简称 ALD。

这是一种罕见的遗传代谢病，
会引起肾上腺皮质功能不全，
也可能会引起大脑白质脱髓鞘性病变。

头颅磁共振影像

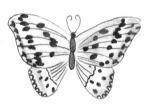

髓鞘富含脂质，包裹在神经细胞轴索周围，
犹如包裹电线的绝缘层。
脱髓鞘性病变会影响神经系统功能。

从磁共振检查图像上看，病变区域好像一只蝴蝶。

ALD 可能在任何年龄发病，
症状复杂多样，因人而异，难以预测。
有的患者仅仅有肾上腺的症状，
或影响脊髓功能、运动能力。

不幸的是，睿晗属于最凶险的儿童脑型，
一般 3~10 岁会发病，病情
恶化很快，
2~4 年后就可能会瘫痪甚至死亡。

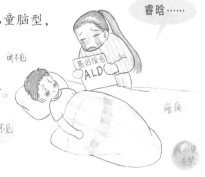

目前，ALD 还不能被治愈。
如果在发病早期进行造血干细胞移植，
有可能遏制病情发展。

睿晗其实已经错过了治疗的黄金
时期，
但我不肯放弃，跑了很多家医院，
尝试了中药、西药、针灸，
也到北京参加过试药。

试药时，睿晗是出现症状最多的
小朋友。
他昏迷了七天七夜，
医生都让我准备后事了，
但我的睿晗勇敢地扛过来了。

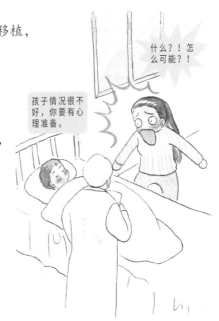

什么？！怎么可能？！

孩子情况很不好，你要有心理准备。

有些家庭是一家人围着一个孩子，
但睿晗是我独自照看的，
他就像一朵花一样在我眼前慢慢凋零。

这两年我也确诊过中度抑郁症，
心理医生说我要多向他人倾诉。
我曾求助过睿晗的父亲，
但令人心寒的是，他竟然说：
"谁遗传谁负责。"

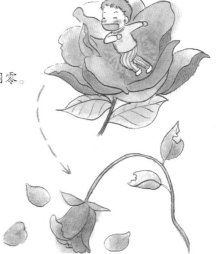

因为 ALD 是一种 X 连锁隐性遗传病，
也就是说，是由母亲携带的致病变异基因导致，
每次生育，只要是儿子，
就会有 50% 的可能性遗传变异基因从而患病。
所以很多母亲都因此遭受歧视，
并陷入无限的自责。

但是 2015 年的一项科学研究表明：
95% 的人都携带至少一种隐性遗传病的
致病变异，几乎就是人人都有。
所以，遗传病不是错，更不是罪，
而是生命的正常现象。

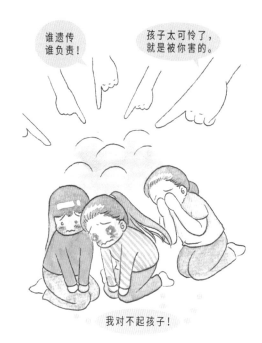

一开始我并不希望别人知道我儿子生病。
但我太想救他，于是在最绝望的时候，
我记录睿晗的生活点滴发到短视频平台，
希望更多人知道我们，
帮我们找找医疗渠道。

我收获了很多人的共鸣和支持，
也遭到一些人的嘲讽和打击。
有医生护士来留言，
也有很多像无头苍蝇一样乱转的
患儿家长私信我。
我把我懂的护理知识都告诉
他们，
我们一起努力。

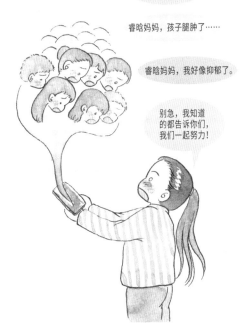

孩子怎么吸痰？　　　孩子强直发抖怎么办？

孩子咽不下去怎么办？　　孩子晚上不睡觉，
　　　　　　　　　　　呼吸困难怎么办？

睿晗妈妈，孩子腿肿了……

睿晗妈妈，我好像抑郁了。

别急，我知道
的都诉你们，
我们一起努力！

睿晗也知道自己有个短视频账号。
我常常把网友的鼓励念给他听，
他有时候也会掉眼泪。
也许他都能听见，心里也知道：
他被很多人惦念着，
也帮助并鼓励了很多患儿家庭。

2022 年 12 月 28 日，下了一场大雪，
我发了一条动态：
大雪告诉我们这一年即将结束，
希望这场雪能带走所有疾病。
要跨年了，妈妈要带着你跨过去，
跨过去，就又是崭新的一年。

睿晗真的跨过去了，
他满足了妈妈的这个心愿。
只是，跨过去真的用尽了他的全部
力气，
2023 年 1 月 3 日，我的睿晗，
他离开了。

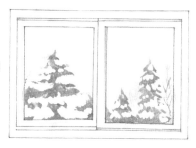

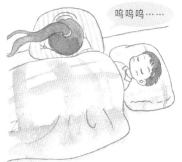

尾声

虽然，ALD 目前还不能治愈，
但针对 ALD 的基因治疗已经进入临床试验阶段。
而且，通过产前诊断或三代试管技术，
就有可能阻断 ALD 的遗传风险。

希望在多方的共同努力下，
ALD 能尽快实现可防可治，
也希望每个 ALD 孩子都不被放弃，都被关爱着，
和爸爸妈妈再多跨过一个新年。

扫码阅读更多科普知识

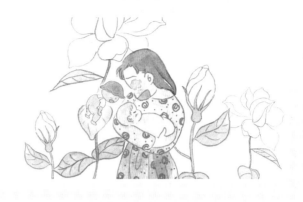

生而不凡：

"拇指姑娘"茉茉的奇幻之旅

引言

大家好，我叫茉茉。
因为我的皮肤像茉莉花一样白皙。

我的胎名叫"团团"，
还在妈妈肚子里的时候，
我们就一起经历了几个月的煎熬时光……

我 12 周时，就比同龄胎宝宝小 6 天，
到了 22 周，B 超检查显示我偏小 3 周了。
产检医生觉得这很不正常，
建议妈妈做脐带血穿刺，
给我做染色体单核苷酸多态性（SNP）
芯片检查。

等待是一个煎熬的过程，
其间妈妈寻访了很多知名专家。
有位奶奶级别的医生一看我的 B 超单，
就跟妈妈说，这种情况建议引产。
她不断强调，要生就生一个健康的孩子。

尽管，等来的检查结果是好的，
可专家医生看了我的检查结果，
还是说"不好"。
爸爸陪妈妈坐在医院门口，
又哭了很久……

担心不能给我健康的身体，
妈妈正考虑要放弃，
但医生说我已经 28 周了，
是进入围生期^①的准宝宝，
没有明确的指征不能引产。
那一刻妈妈莫名地有点开心，
或许在妈妈心里并不想放弃我吧。

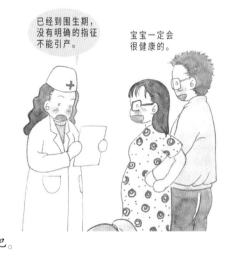

————————

① 指围绕分娩前后的一段特定时间，是胎儿为出生做准备的生长发育关键期。

我终于长到 38 周，妈妈住院准备分娩了。
医生说我偏小，早点剖出来会比较安全，
就安排了当天下午的剖宫产手术。
可是中午 12 点多，我就迫不及待想见
妈妈。

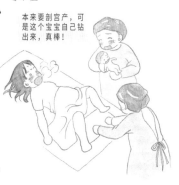

手术室

本来要剖宫产，可是这个宝宝自己钻出来，真棒！

于是，妈妈肚子开始剧痛，很快羊水
破了。
医生手忙脚乱地把妈妈推进手术室，
乖巧懂事的我很快就出生了。
因为我心疼妈妈，舍不得她为我挨刀。

可我比普通的足月宝宝偏小 6 周，
头围偏小 2~3 周，腹围和四肢偏小 5~6 周，
体重只有 2.9 斤，身高才 38 厘米。
还没来得及看妈妈一眼，
我就被送进了新生儿重症监护病房。

仔细检查后，医生发现我黄疸高、贫血、
动脉导管未闭、卵圆孔未闭、
下颌小、舌头短、双手第五小指短，
脖颈疑似有个纤维瘤。
眼底和听力筛查，我也没通过。
每一条消息对妈妈来说都是重击，
害得妈妈都不敢接听医生电话。

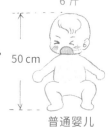

6 斤
50 cm
普通婴儿

2.9 斤
38 cm
茉茉

在新生儿重症监护病房住了 7 天，
我又被转到普通病房待了 21 天。
其间做了全外显子组基因测序，
依然没有找到我的病因。

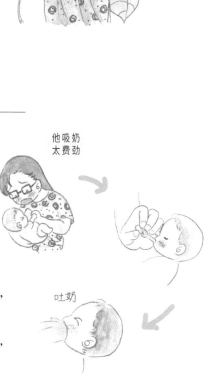

像个卡通人物

尽管体重还不足 4 斤，
但医生同意我出院了。
终于可以见到日思夜想的妈妈啦。

妈妈说，第一眼看见我，
就觉得我像个卡通人物——
头大大的，身子小小的，很漂亮，
就像一朵含苞待放的小小茉莉花。

出院后，我最大的问题是喝奶困难——
醒着的时候不愿喝奶，
妈妈就经常把我哄睡着了再喂我，
大人果然还是比小朋友狡猾。

他吸奶
太费劲

可我每次喝奶都要花很长时间，
常常要花 1 小时，甚至 2 小时。
妈妈用滴管把奶滴到我嘴巴里，
我就是不咽下去，甚至还会吐出来，
气得妈妈只想打我屁股。
我甚至因为不好好吃奶而饿晕过去，
这可吓坏了妈妈。

吐奶

有一天，妈妈忽然发现我的两条腿
长短和粗细都不对称，
赶紧带我去医院检查髋关节，
医生说没有问题，腿一定是一样长的。
又过了几天，妈妈抱着我在镜子前玩，
突然发现我的脸也不对称。

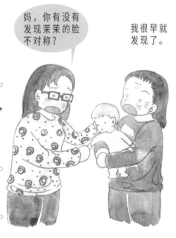

妈妈心里开始七上八下，然后问奶奶。
奶奶说早就发现了。
这个回答让妈妈瞬间崩溃，大哭起来。
这也是我第一次见妈妈这样，
我都被吓哭了。

妈妈一直没有放弃寻找我"与众不同"的原因。
一天，妈妈从另一位足月低体重宝宝
的妈妈那里，偶然听说了
Silver-Russell 综合征（SRS）。

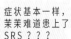

妈妈觉得好奇，上网一搜，
发现电脑页面上赫然显示
宫内生长受限、出生后生长缓慢、
相对巨颅、肢体不对称、喂养困难，
等等。

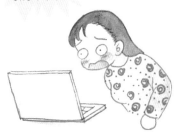

这些症状都和我的情况对上了。
它们就像无数的针一样一下一下地扎进妈妈的心里，
妈妈又大哭起来。

很快，妈妈通过那位妈妈辗转联系到医生。
看了我的照片和视频，
医生觉得我也疑似 SRS。
之后，MLPA 基因检测结果也证实，
我的 11 号染色体区域存在低甲基化，
就这样我成了 SRS 群体中的一员。

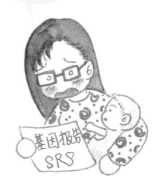

我的疑问终于解开了。

SRS 是一种罕见的生长障碍性疾病，
源于基因的调控发生异常，
并不一定涉及基因序列的改变。
因此，SRS 患者通常都没有家族史。
难怪我前两次做的针对基因序列的检测，
都没能发现 SRS 的问题。

认识越来越多的小伙伴后，
才发现大家生病的原因各不一样，
有的是因为 11p15 区低甲基化，
有的是因为 7 号染色体母源单亲二体，
还有的是因为 IGF-2 基因变异，等等。

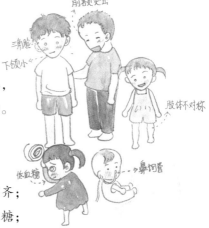

但大家也有很多相似的地方，
比如我们都长得和别人不一样：
三角脸，前额突出，下颌小，牙列不齐；
比如我们都不爱好好吃饭，容易低血糖；
比如很多小伙伴都像我一样肢体不对称，
严重的话还会导致脊柱侧弯……

妈妈说这些都不会影响我长大，
我只是会长得慢一点，瘦小一点。
不过为了让我早些追上大家的脚步，
妈妈带我做了 10 个月的康复训练，
不停地练习抬头、坐、爬、走……

慢慢地，我会咿呀咿呀假装读书了！
还会独自爬小楼梯、开电视，
还学会指着手机让妈妈给我拍照。

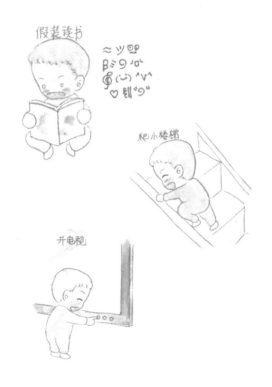

对啦，跟大家汇报一下我的成长进度哦！

我今年 3 岁 8 个月啦，

25 斤、87 厘米，吃得好睡得也好，

大家都说我长得很机灵呢！

还有就是我已经开始接受生长激素治疗喽！

听说群里有位 SRS 大姐姐，

没有用激素身高也长到了 147 厘米，

还考上了研究生，妈妈说我也可以！

那就先设一个小目标吧，向着 100 厘米，冲呀～

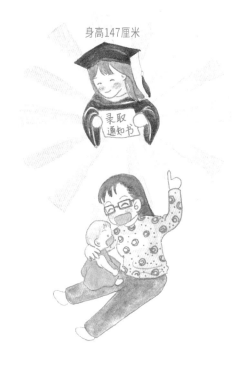

尾声

我也想在妈妈的陪伴下快快长大，
活成一道火光，
温暖和照亮千千万万曾经和我一样，
陷入命运幽暗河谷的人。

扫码阅读更多科普知识

致　谢

在这本《生而不凡：当平凡人生遇见罕见疾病》的背后，有无数温暖的力量，正是这些力量汇聚成了我们今天的成果。

首先，我们要深深感谢这八年来一起共创"罕见病·生而不凡"暖心科普系列的 72 个患者社群的小伙伴们。感谢大家的真诚和勇敢，感谢在最困难的时刻，依然愿意分享自己的故事。你们的声音，是这本书最珍贵的财富。你们用生命和经历告诉我们，罕见病不仅仅是医学问题，它还承载着无数家庭的爱与希望。每一个故事，都是一段无声的呼喊，都是在告诉这个世界：

每一种疾病都应当被医治。

每一个生命都值得被看见、被尊重、被理解与被关爱。

同样，我们衷心感谢 85 位临床专家的悉心审阅。你们不仅为本书的专业性提供了宝贵的支持，更在每一页的文字间注入了对患者深切的关怀与责任。每一位专家的建议和指导，都是对罕见病领域的一次温暖回应，你们的参与，让这本书成为了患者与社会沟通的桥梁。

最后，我们还要特别感谢所有为这个科普系列贡献爱心的人们——每一位捐款支持、参与传播、给予帮助的朋友们。正是有了大家的支持，这一系列的科普工作才能得以顺利推进，让更多的患者及其家庭感受到社会的温暖与关怀。你们的无私奉献，是这个科普系列得以实现的重要基石。

这一切的凝聚，来自你们每一位的奉献与坚守。感谢你们的支持，感谢你们的勇敢与坚持。希望这本书能够为更多的罕见病患者带来温暖与希望，也希望未来我们能继续携手前行，给这个世界带去更多光明与爱。

审阅专家（按姓氏音序排列）

蔡剑飞　复旦大学附属华东医院　风湿免疫科

曹　立　上海交通大学医学院附属第六人民医院　神经内科

曹振华　首都儿科研究所附属儿童医院　胸部及肿瘤外科

戴　毅　北京协和医院　神经科

杜晓南　复旦大学附属儿科医院　神经科

段现来　长沙市第三医院　神经病学科

顾卫红　北京大学第三医院　神经内科

韩永升　安徽中医药大学神经病学研究所附属医院

胡　群　华中科技大学同济医学院附属同济医院　儿童血液病科

黄啸君　上海交通大学医学院附属第六人民医院　神经内科

李　明　复旦大学附属儿科医院　皮肤科

李　想　浙江大学医学院附属第二医院　内分泌科

李柱一　空军军医大学唐都医院　神经内科

林芙君　上海交通大学医学院附属新华医院　肾脏风湿免疫科

林志淼　南方医科大学皮肤病医院　儿童皮肤科

刘　杰　广州医科大学附属第一医院　呼吸内科

刘　腾　复旦大学附属儿科医院　感染传染科

刘　毅　四川大学华西医院　风湿免疫科

卢　琳　北京协和医院　内分泌科

鲁　明　首都医科大学附属北京朝阳医院　神经内科

陆文丽　上海交通大学医学院附属瑞金医院　儿内科

罗敏娜　国家卫生健康委科学技术研究所

茅江峰　北京协和医院　内分泌科

梅亚婴　上海交通大学医学院附属第六人民医院　骨质疏松和骨病专科

孟　岩　广州医科大学附属妇女儿童医疗中心　分子医学中心

苗　圃　浙江大学医学院附属第二医院　儿科

宁守斌　中国人民解放军空军特色医学中心　消化内科

潘宏信　南方科技大学医院　妇科

潘丽丽　深圳市儿童医院　内分泌科

庞继景　沈阳何氏眼科医院

彭　镜　中南大学湘雅医院　儿科

乔　洁　上海交通大学医学院附属第九人民医院　内分泌科

邱文娟　上海交通大学医学院附属新华医院　上海市儿科医学研究所

全　超　复旦大学附属华山医院　神经内科

商晓红　山东第一医科大学附属省立医院　儿内科

师晓东　首都儿科研究所附属儿童医院　血液内科

苏颋为　上海交通大学医学院附属瑞金医院　内分泌代谢科

睢瑞芳　北京协和医院　眼科

孙　红　山东第一医科大学附属省立医院　眼科

孙青芳　上海交通大学医学院附属瑞金医院　神经外科

孙　涛　中国人民解放军空军特色医学中心　消化内科

孙　妍　山东第一医科大学附属省立医院　儿内科

孙永乐　山东第一医科大学附属省立医院　心内科

唐　雯　中山大学附属第一医院　重症医学科

田沃土　上海交通大学医学院附属第六人民医院　神经内科

田小娟　首都医科大学附属北京儿童医院　神经内科

汪　伟　中日友好医院　神经科

王建设　复旦大学附属儿科医院　感染传染科

王静敏　北京大学第一医院　儿内科

王丽平　北京大学第三医院　神经内科

王绿娅　首都医科大学附属北京安贞医院　动脉硬化科

王柔敏　浙江大学医学院附属第二医院　医学遗传科 / 罕见病诊治中心

王文婕　复旦大学附属儿科医院　临床免疫与过敏科

王秀敏　上海交通大学医学院附属上海儿童医学中心　内分泌代谢科

王　艺　复旦大学附属儿科医院　神经科

王朝霞　北京大学第一医院　神经内科

王志强　福建医科大学附属第一医院　神经内科

魏爱华　首都医科大学附属北京同仁医院　皮肤性病科

魏　征　复旦大学附属中山医院　血液科

温　冰　山东大学齐鲁医院　神经内科

吴志英　浙江大学医学院附属第二医院　医学遗传科 / 罕见病诊治中心

伍学焱　北京协和医院　内分泌科

幸　兵　北京协和医院　神经外科

熊志奇　中国科学院　脑科学与智能技术卓越创新中心

徐　潮　山东第一医科大学附属省立医院　内分泌代谢病科

徐凯峰　北京协和医院　呼吸与危重医学科

许尚栋　首都医科大学附属北京安贞医院　心外科

杨艳玲　北京大学第一医院　儿内科

姚阳阳　山东第一医科大学附属省立医院　小儿骨科

余永国　上海交通大学医学院附属新华医院　上海市儿科医学研究所

曾　骐　首都医科大学附属北京儿童医院　胸外科

张惠文　上海交通大学医学院附属新华医院　上海市儿科医学研究所

张　淑　解放军总医院第一医学中心　神经内科医学部

张松筠　河北医科大学第二医院　内分泌科

张　巍　北京大学第一医院　神经内科

张月华　北京大学第一医院　儿内科

章振林　上海交通大学医学院附属第六人民医院　骨质疏松和骨病专科

赵重波　复旦大学附属华山医院　神经内科

赵　芃　北京大学人民医院　血液科 / 北京大学血液病研究所

支玉香　北京协和医院　变态（过敏）反应科

周泽平　昆明医科大学第二附属医院　血液内科

朱　惠　上海交通大学医学院附属第九人民医院　内分泌科

朱　岷　重庆医科大学附属儿童医院　内分泌科

朱雄超　浙江大学医学院附属第一医院　神经内科

邹朝春　浙江大学医学院附属儿童医院　内分泌科

合作社群（按社群名称音序排列）

Alstrom 综合症大中华协会
CAH 和 AHC 互助交流中心
CAH 互助之家
Cure Sanfilippo
dup15q 家长互助联盟
IMT 罕见病关爱中心
ITP 家园血小板病友之家
LSM 互助会
MRKH 关爱组织
NMO 上海之家
PID 加油宝贝关爱中心
PKD 之家
SCN8A 关爱之家
阿拉杰里互助关爱之家
爱和适之家
北京爱力重症肌无力罕见病关爱中心
北京白兰鸽白塞病罕见病关爱中心
北京瓷娃娃罕见病关爱中心
北京脆性 X 关爱之家
北京东方丝雨渐冻人罕见病关爱中心
北京蝴蝶结结节性硬化症罕见病关爱中心
北京企鹅之家小脑萎缩症病患关爱中心
北京市东城区袖珍人之家
北京市美儿脊髓性肌萎缩症关爱中心
北京至爱杜氏肌营养不良关爱中心
并蒂莲高林综合征联盟
卟啉关爱中心
成都紫贝壳公益服务中心
重庆市九龙坡区蚕宝儿社会工作服务中心
垂体瘤 GH 病友会
措步者关爱中心
低磷性佝偻病关爱之家
多神家园

法布雷病病友会

戈谢病关爱中心

骨力（FD/MAS）关爱中心

杭州市拱墅区银色之梦罕见病关爱中心

黑斑息肉综合征关爱中心

红米粒纯合子家族性高胆固醇血症（HoFH）患者组织

卡斯特曼之家

科科宝贝关爱之家

肯尼迪罕见病关爱中心

蓝梅淋巴管肌瘤罕见病关爱中心

朗格罕天使之家

老 K 之家

亮点连接罕见病关爱之家

你并不孤单 FSHD 患者关爱组织

尿素循环障碍之家

柠檬宝宝关爱中心

庞贝氏罕见病关爱中心

皮质醇增多症联盟

千里行 CMT 互助之家

全色盲之家

上海德博蝴蝶宝贝关爱中心

上海浦东风信子亨廷顿舞蹈症关爱中心

深圳市安安雷特综合症罕见病研究所

深圳市泡泡家园神经纤维瘤病关爱中心

深圳市如贝朱伯特综合征关爱之家

石骨宝贝罕见病关爱之家

天使综合征之家

天线宝贝-线粒体关爱中心

铜娃娃罕见病关爱中心

武汉市东西湖区血友之家罕见病助残关爱中心

西安市莲湖区月亮孩子之家

希舞宝贝关爱之家

雪莲花关爱中心

一米三的视界

雨燕血管水肿关爱中心

浙江小胖威利罕见病关爱中心

中国 Alport 综合征家长协会

中国尼曼匹克关爱中心

卓蔚宝贝志愿者小组